ÉTUDE CRITIQUE

SUR LES

CLASSIFICATIONS

DES

TUMEURS

PAR LE

Dr C. GUILLABERT

LYON
IMPRIMERIE DU SALUT PUBLIC
Bellon, rue de la République, 33

1885

THÈSE POUR LE DOCTORAT

ÉTUDE CRITIQUE

SUR LES

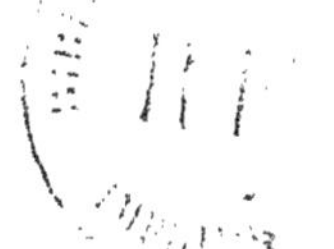

CLASSIFICATIONS

DES

TUMEURS

PAR LE

Dr C. GUILLABERT

LYON
IMPRIMERIE DU SALUT PUBLIC
Bellon, rue de la République, 33

1885

INTRODUCTION

Au mois d'avril de cette année, notre maître, M. Bard, publiait dans les *Archives de Physiologie*, un remarquable Mémoire, dans lequel il présentait les conclusions générales auxquelles l'avaient conduit ses recherches sur l'origine et la nature des tumeurs. Il édifiait une nouvelle classification, basée uniquement sur les données de la physiologie pathologique, dont l'importance dans l'étude de cette question avait été jusques-là méconnue.

Réunir et comparer entr'elles les principales classifications des tumeurs que l'on trouve dans les auteurs. — En montrer les imperfections et les erreurs. — A côté d'elles établir la théorie et la classification de notre maître : tel sera l'objet de notre travail.

Nous le diviserons en cinq parties.

Dans un premier chapitre nous ferons un historique détaillé de la question. Ce sera une vue d'ensemble sur les principes qui ont dirigé les auteurs dans l'étude des tumeurs, aux différentes époques de la médecine.

Dans le deuxième chapitre nous étudierons plus particulièrement les classifications basées sur l'*aspect macroscopique,* sur les apparences extérieures des tumeurs.

Dans le troisième chapitre nous donnerons les classifications basées sur un *caractère particulier :* suc cancéreux par exemple.

Dans le quatrième chapitre nous passerons en revue les nombreuses classifications basées sur l'*aspect microscopique.*

Enfin, le cinquième chapitre sera tout entier consacré à l'exposé de la théorie et de la classification nouvelles.

Le sujet de cette thèse nous a été inspiré par M. Bard. C'est sous sa direction que nous avons fait notre travail. Aussi, avant d'entrer en matière, tenons-nous à lui exprimer notre plus vive reconnaissance, pour son bienveillant accueil et pour ses conseils toujours si précieux.

Nous remercions M. le professeur Poncet d'avoir bien voulu accepter la présidence de notre thèse.

CHAPITRE PREMIER

Historique.

La question des tumeurs est certainement une des plus anciennes et des plus controversées de la Médecine. Depuis les temps les plus reculés jusqu'à nos jours, elle a subi une série de modifications importantes, qui l'ont faite ce qu'elle est aujourd'hui. Il n'en est peut être aucune, en effet, qui ait suivi aussi exactement le mouvement des idées qui ont régi la Médecine à ses différentes périodes. A chaque école, on pourrait presque dire à chaque auteur, correspondent une théorie et une classification différentes. Avec chaque doctrine nouvelle, elle renaît sur des bases nouvelles aussi ; elle en suit les progrès, l'accompagne dans son déclin, et ne survit pas à sa chute.

Toutes ces péripéties proviennent de ce qu'on n'a jamais su assigner à la question des limites bien tran- s. Elles proviennent de ce qu'on n'a jamais connu la nature des tumeurs, de ce qu'on n'a jamais pu les définir nettement.

Les anciens, jusqu'au XVIIe siècle, ont pris le mot « Tumeurs » dans son acception la plus générale. Pour eux, tout accroissement de volume, toute saillie anormale, quelles qu'en soient la nature et l'origine, est une tumeur.

Ils les divisaient en trois groupes principaux :

1° Tumeurs *secundum naturam ;* ce sont celles qui se produisent physiologiquement, comme le développement de l'utérus et de la mamelle, pendant la grossesse et l'allaitement.

2° Tumeurs *supra naturam ;* celles qui sont produites par le déplacement des parties naturelles ; saillie des os luxés ou fracturés ; hernies.

3° Tumeurs *præter naturam ;* c'était toute saillie, produite par des parties non naturelles, c'est-à-dire. par un tissu nouveau.

Cette distinction était d'ailleurs purement théorique ; en pratique on n'en tenait pas compte. Il y avait en réalité autant de tumeurs qu'il y avait d'organes : on disait, par exemple, tumeur de la mamelle, tumeur de l'utérus, quelle que soit d'ailleurs la nature de l'affection. On ne reconnaissait qu'un seul caractère pathognomonique : le gonflement.

Cette idée de diviser les tumeurs, d'après l'organe qui en est le siège, est certainement appliquée par les anciens d'une façon trop absolue et trop exclusive.

Mais, au fond, elle n'est pas aussi fausse qu'on pourrait le croire au premier abord. Nous ne faisons que signaler le fait en passant ; nous y reviendrons avec plus de détails dans un autre chapitre.

Galien le premier sépara nettement le troisième groupe des deux premiers. Il considéra toutes les tumeurs *præter naturam*, comme formées par une des quatre humeurs de l'économie (1), sa division est reproduite dans les œuvres d'Ambroise Paré :

1° Tumeurs formées par le *sang* (phlegmon, gangrène) ;

2° Tumeurs formées par la *bile* (érysipèle) ;

3° Tumeurs formées par la *pituite* (œdème, scrofule) ;

4° Tumeurs formées par l'*atrabile* ou *humeur mélancholique* (squirrhe, tumeurs chancreuses).

On le voit, la chirurgie presque toute entière aurait pu trouver place dans ce groupe « des tumeurs humorales ou aposthèmes. » Ssans doute, Galien et Ambroise Paré avaient vu ces affections redoutables, que nous appelons le carcinome, l'épithéliome, et qu'ils désignaient sans distinction sous le nom de cancer. Sans doute ils avaient été frappés de leur marche envahissante et de leur extrême malignité. Mais au point de vue pathogénique, ils n'avaient fait

(1) A. Paré, Edition Malgaigne, tome I, page, 361.

aucune différence entre ces tumeurs chancreuses et le phlegmon, la gangrène ou l'érysipèle. La nature de ces affections était la même. C'était toujours une accumulation d'humeur, bile, sang ou atrabile. Dans l'esprit des anciens, les caractères différents de l'humeur, épanchée dans l'un ou l'autre cas, suffisaient probablement pour expliquer les différences dans la marche et la terminaison de ces diverses maladies. Cette confusion n'a rien qui doive nous surprendre. Les anciens n'avaient que des notions très vagues sur l'anatomie normale. Quant à l'anatomie pathologique, ils ne la soupçonnaient même pas.

Au XVIIe siècle les idées cartésiennes opèrent une véritable révolution scientifique. La médecine en ressent les effets. La théorie galénienne des quatre humeurs est à jamais renversée. La découverte de la circulation, celle de la lymphe, font entrer la question dans une voie nouvelle. Le groupe pathologique des tumeurs est considérablement restreint. On en retranche les phlegmons, les érysipèles, les œdèmes. Finalement de la classification ancienne il ne subsiste que le genre des tumeurs chancreuses.

Mais au point de vue pathogénique aucun progrès n'est accompli. Avec Galien et Ambroise Paré, la tumeur était l'accumulation des quatre humeurs. Avec Boerhaave, qui fut le plus illustre représentant des idées cartésiennes en médecine, la tumeur est formée par l'extravasation de la lymphe. On change de mot :

on substitue à une humeur hypothétique un liquide dont l'existence est bien démontrée. Mais c'est tout.

Les caractères de la lymphe étant retrouvés dans le liquide de toutes les tumeurs, on en conclut à l'identité de leur nature. Mais alors comment expliquer que les unes tuent fatalement, tandis que d'autres n'exercent aucun effet fâcheux sur l'organisme ? Le désaccord était flagrant entre la théorie et la clinique. Pour concilier l'une et l'autre, les cartésiens invoquèrent la *dégénérescence,* doctrine nouvelle, créée pour la circonstance. En principe, dirent-t-ils, toutes les tumeurs sont bénignes mais elles peuvent *dégénérer*, et partant devenir malignes par croupissement, par fermentation de la lymphe.

Toutes les tumeurs furent ainsi ramenées à deux genres :

1° Le *Squirrhe*, formé par la lymphe normale et durcie. Tumeur bénigne ;

2° Le *Cancer* ou lymphe dégénérée. dont le caractère essentiel était la malignité.

La question devenait ainsi un véritable « chaos, » selon l'expression de Broca, chaos où la chirurgie ne pouvait puiser aucun enseignement, aucune indication. Aussi l'application de ces doctrines nouvelles eut-elle en pratique des résultats déplorables.

Hunter, en Angleterre, vint heureusement substituer aux raisonnements des cartésiens la méthode d'observation. Il reconnut que les tumeurs étaient formées, non par une matière inerte accumulée dans un point quelconque de l'organisme, mais par une matière plastique, transsudée du sang à travers les parois des vaisseaux. C'était, en un mot, de la matière organisée, douée de vie, et pouvant s'accroître par un travail de nutrition, comme les tissus normaux.

C'était nettement indiquer la voie qu'il fallait suivre. La structure anatomique des tumeurs, tel était, en effet, le seul caractère qui permît d'en connaître la nature et d'en donner une classification rationnelle.

Mais pour arriver à saisir la composition de ces productions morbides, il fallait d'abord connaître la structure des tissus normaux. Il fallait le secours de deux sciences qui n'existaient pas encore : l'anatomie générale et l'anatomie pathologique.

Il était réservé à Bichat de les créer l'une et l'autre. L'anatomie générale fit l'objet d'un traité spécial, publié en 1802. Quant à l'anatomie pathologique, il en avait déjà exposé les principes dans ses leçons, lorsqu'une mort prématurée vint ravir à la science ce génie, une des plus grandes gloires qui l'aient illustrée. Les précieux documents sur la matière, que Bichat n'avait pu écrire, furent soigneusement recueillis par ses contemporains, presque ses disciples : Bayle, Dupuytren, Corvisart et surtout Laennec, se firent les continuateurs de l'œuvre que le maître avait laissée inachevée.

Laennec, s'inspirant des idées de Bichat, reprend la question dans son premier mémoire sur l'anatomie pathologique (1804). En raison de la confusion dont elle est entourée, il semble abandonner à dessein l'expression de « Tumeur » pour lui substituer le terme plus précis de « Tissu accidentel. »

Prenant pour point de comparaison la structure des tissus normaux, il établit deux grandes divisions parmi les tissus accidentels :

1° Ceux qui ont des analogues parmi les tissus naturels de l'économie ;

2° Ceux qui n'ont pas de tissu analogue dans l'organisme.

Presque en même temps paraissait, en Angleterre, la classification d'Abernethy. Il divise les tumeurs en trois groupes : 1° Tumeurs enkystées ; 2° tumeurs osseuses ; 3° sarcômes, c'est-à-dire des tumeurs « ayant une consistance ferme et charnue ». Notons la première apparition de ce terme, que nous retrouverons dans des classifications plus récentes.

Ainsi, tant en Angleterre qu'en France, sous l'influence des idées de Hunter et de Bichat, l'hypothèse fait place à l'observation anatomique. La question semble entrer définitivement dans la voie du progrès. Malheureusement, le résultat de tous ces travaux fut un instant compromis par la doctrine de Broussais. On en revint à l'ancien système de l'unité. Toutes les tumeurs furent regardées comme le produit de l'inflammation. La vieille hypothèse de la dégénérescence fut rétablie. Bref, le terrain, qu'on avait si péniblement gagné, fut perdu en peu de temps, et on retomba dans le même chaos qu'au XVIIIe siècle.

Cependant, quelques esprits éminents, Cruveilhier entr'autres, avaient refusé d'adopter les idées de Broussais. Partisans convaincus des doctrines de Bichat, ils se mirent à l'œuvre pour soutenir la lutte. Une célèbre découverte assura momentanément le triomphe de leur cause.

Cruveilhier, en effet, découvrit que certaines tumeurs, incisées, donnaient issue à un liquide particulier. Croyant retrouver ce caractère constamment et exclusivement dans les cancers, il en conclut qu'il était inhérent à leur nature et à leur structure anatomique. Il lui donna le nom de *Suc cancéreux*, et le définit : « Un suc blanc, crémeux, galactiforme, miscible à l'eau, pathognomonique du cancer ». (1)

C'est en 1827 que Cruveilhier fit part de sa découverte à la Société anatomique, dont il était Président. Dès lors, une distinction s'imposait entre les tumeurs : d'un côté, les cancers avec le suc cancéreux ; de l'autre, les tumeurs privées du liquide spécifique, qui furent réunies dans un groupe commun, sous le

(1) (Cruveilhier, *Anatomie pathologique générale*, tome v, p. 167.)

nom de « Productions organiques, analogues aux tissus normaux. »

Les idées de Cruveilhier furent généralement adoptées par les chirurgiens. Il leur arriva cependant de voir des tumeurs, ne contenant pas trace de suc, récidiver et se généraliser avec une extrême rapidité, comme de véritables cancers. Ils regardèrent, tout d'abord, ces cas comme des exceptions qui, dans leur esprit, devaient confirmer la règle. Les faits contradictoires de ce genre se multiplièrent. Dès lors, le doute n'était plus permis, le suc n'était pas un caractère constant du cancer.

La doctrine de Cruveilhier comptait à peine quelques années d'existence, qu'elle était déjà fortement ébranlée. Un événement, d'une importance capitale dans l'histoire de la médecine, vint précipiter sa chute.

C'est, en effet, de cette époque que date l'intervention du microscope dans l'étude des sciences médicales. Elle marque le début d'une ère nouvelle, vraiment fertile en résultats. Les premières applications de ce merveilleux instrument, à l'étude des tissus normaux, donnèrent naissance à la théorie cellulaire. Mais cette théorie ne fut pas, dès le début, ce qu'elle fut quelques années plus tard avec Robin. Elle peut se résumer en quelques mots :

Les tissus de l'organisme sont formés de cellules qui naissent et se développent dans une substance primitive, amorphe, plus ou moins liquide, qu'on appelle *Lymphe plastique* ou *Blastème*. Le blastème est une substance liquide amorphe, émanée du sang.

Le premier vestige de la cellule dans le liquide formateur est le nucléole. Autour de lui viennent se grouper de petits granules, qui forment le noyau; autour du noyau se dépose une substance (protoplasma), limitée par une membrane. Telle est la formation de la cellule, qui doit encore subir des modifications différentes, selon le tissu qu'elle est destinée à représenter. Tous ces stades d'organisation s'opèrent en vertu d'une force particulière, dite *métabolique*.

Cette théorie est généralement considérée comme une conception allemande. C'est une erreur. Broca le fait judicieusement remarquer : « Elle n'est née ni en 1838, ni même en 1837. Elle n'est fille ni de Schwan, ni de Schleiden. Elle est plus vieille de douze ans; elle est française et appartient à Raspail (1). » C'est en effet Raspail qui le premier a découvert la cellule végétale; Royer-Collard à son tour trouva la cellule dans les tissus animaux. Il suffit de se reporter au *Bulletin de la Société anatomique* (1828), page 141, pour vérifier l'exactitude de cette assertion. On y trouve la communication de Royer-Collard sur ce sujet. La science française peut donc revendiquer

(1) Broca. *Traité des tumeurs*, tome I, page 29.

hautement la gloire de cette grande découverte. Elle lui appartient réellement.

En 1838, Müller, dans son *Traité sur la structure des Tumeurs*, applique aux tissus pathologiques la théorie cellulaire.

Les tumeurs ont une origine commune avec les tissus normaux ; elles naissent dans le même blastème. Les éléments cellulaires, dont elles sont formées, sont des déviations des cellules normales à leurs divers degrés d'évolution. Les éléments du cancer lui-même dérivent des cellules normales, mais plus ou moins modifiées dans leur forme et leur essence. Müller arrive ainsi, comme conclusion, à poser ce principe que « le tissu qui forme une tumeur a son type dans un tissu de l'organisme à l'état embryonnaire ou à l'état de développement complet. »

Là, le progrès est immense. Malheureusement, on n'en comprit pas la portée. Müller lui-même ne sut pas, sur cette base, édifier une théorie et une classification qui eussent touché à la perfection. Nous verrons bientôt le parti que tirèrent, de la loi de Müller, deux anatomo-pathologistes français, presque un demi-siècle plus tard.

Pendant que Müller s'efforçait, en Allemagne, de rapprocher, par leur origine et leur développement, les tumeurs des tissus normaux, Lebert, en France, poursuivait avec ardeur un but absolument opposé, en rétablissant la doctrine de la spécificité et de l'hétéromorphisme. Armé du microscope, il poussa cette idée plus loin que ne l'avait fait Cruveilhier, et dans le *suc cancéreux* découvrit la *cellule cancéreuse :* « La cellule cancéreuse, dit-il, est une petite sphère régulière avec un noyau elliptique, excentriquement placé, occupant près de la moitié et au-delà de l'intérieur (1). » Cet élément était le caractère essentiel, pathognomonique du cancer ; on le retrouvait constamment au milieu d'éléments plus ou moins accidentels, fibres ou corps fusiformes.

On accepta, malheureusement, trop volontiers en France, la doctrine de l'hétéromorphisme. Broca, Follin et Robin en furent les principaux adeptes. Mais, tandis que Lebert et Follin se contentèrent d'affirmer l'existence de la cellule spécifique, Robin et Broca furent plus loin et recherchèrent la cause et l'origine des éléments Hétéromorphes. Dans ce but, à côté et à l'encontre de la loi de Müller, ils établirent la théorie des *Blastèmes pathologiques.* Pour eux les tumeurs sont produites par une altération primitive des blastèmes physiologiques, altération survenant sous l'influence de causes locales et générales, obscures ou même inconnues. « Il y a, dit Broca, autant de blastèmes pathologiques différents qu'il y a d'espèces,

(1) Lebert. *Anat. path.*, tome I, page 279.

de productions accidentelles, soit homœomorphes, soit hétéromorphes (1). »

Mais comment alors certains blastèmes peuvent-ils produire des tumeurs homœomorphes, d'autres des tumeurs hétéromorphes? C'est que les blastèmes pathologiques sont soumis à deux influences différentes : l'une, intérieure, intrinsèque, formant le caractère particulier, la *tendance propre* de chaque blastème; l'autre, extérieure, extrinsèque, émanée des parties environnantes, en vertu de laquelle le blastème s'organise en éléments semblables à ceux du tissu au sein duquel il est épanché. Cette dernière constitue la *loi d'analogie*, Or, selon que l'une ou l'autre de ces deux influences domine dans un blastème, celui-ci donnera naissance à une tumeur homœomorphe ou hétéromorphe. Entre ces deux types extrêmes, Broca voit une variété intermédiaire. Un blastème, obéissant dans le premier stade de son accroissement à la loi d'analogie de formation, peut, dans le dernier stade, se laisser dominer exclusivement par sa *tendance propre*. Il en résultera que le blastème aura bien produit des cellules homœomorphes; mais ces éléments associés et combinés selon une loi d'hétéromorphisme, auront finalement édifié un tissu macroscopiquement hétérologue. D'où une troisième classe de tumeurs, homœomorphes et hétérologues à la fois.

(1) Broca. *Traité des tumeurs*, tome I, page 115.

Pendant qu'en France les esprits s'égaraient dans la recherche des blastèmes, la question faisait, en Allemagne, un nouveau pas vers la vérité. En 1852, en effet, Remack démontrait que toute cellule prend naissance directement dans une cellule-mère, par génération endogène « *omnis cellula in cellulâ.* » Peu après, Virchow découvrait en outre les générations par scissiparité et par bourgeonnement. Il modifia la formule de Remack et dit : « *omnis cellula e cellulâ.* » Tel est le principe de la *prolifération* ou du *développement continu.* Dès lors, les blastèmes n'avaient plus de raison d'être. Mais est-ce à dire que tous les tissus soient formés uniquement de cellules ? Non. Virchow admet que certains tissus sont composés de cellules placées au milieu d'une substance amorphe, qui les unit et les sépare. Ce sont les *tissus à substance conjonctive,* dont le tissu conjonctif proprement dit, le tissu osseux, cartilagineux ne sont que des variétés. Le tissu à substance conjonctive est la charpente de l'organisme, servant de soutien aux tissus d'une organisation particulière, muscles, nerfs, sang. Il est de plus le *tissu germinatif* par excellence, celui d'où dérivent tous les autres. Or, ce tissu est aussi pour Virchow le lieu d'origine de tous les néoplasmes.

D'après Virchow, la tumeur est le résultat d'un processus actif et irritatif. Le tissu, qui en est le siège est le tissu-mère, tandis que l'agent irritant est pour Virchow la semence. Or, cette semence, comme le sperme à l'ovule, communique au tissu-mère des qualités spéciales; ses éléments se gonflent; puis commence la segmentation des noyaux à laquelle fai suite la multiplication des cellules. Les cellules nouvelles, petites, arrondies, forment le *tissu de granulation*. Celui-ci est *indifférent*, et pourra plus tard, dans le stade de *différenciation*, reproduire, sous des influences diverses, tous les tissus de l'organisme.

Ainsi, la tumeur dérivait toujours de la cellule conjonctive. Le tissu conjonctif se retrouvant partout et toujours le même, il devenait inutile d'établir une distinction des tumeurs, selon l'organe qui en était le siège. On abandonna donc cette vieille division et on donna une description générale commune à toutes les parties du corps humain.

Le rôle si important qui était dévolu à la cellule conjonctive dans la théorie de Virchow, fut attribué par Conheim aux cellules lymphatiques, par Kolliker à la cellule embryonnaire : « Les cellules embryonnaires, provenant des segmentations cellulaires, sont à peu près indifférentes et susceptibles de se transformer au besoin en tissus de nature quelconque. »

« Ainsi, dit M. Bard, dans son Mémoire, par cette admirable confraternité de tous les tissus, tout est dans tout, tout peut venir d'autre chose, et les explications ne sauraient plus manquer à rien. »

En France, MM. Cornil et Ranvier tout en adoptant les idées des Allemands, les modifièrent en partie. Ils établirent à la loi générale de Virchow et Kœlliker une exception en faveur du tissu épithélial : « L'épithélium *peut* naître directement d'un épithélium (1). » Ils considèrent cette origine comme *possible*, mais non pas comme *nécessaire* et *constante*. Le tissu épithélial normal ou pathologique peut aussi dériver du tissu embryonnaire : le développement du cancroïde dans les ganglions lymphatiques et sur les os en est une preuve, ajoutent MM. Cornil et Ranvier.

Au mois d'avril 1885, M. Ledoux-Lebar publiait dans les *Archives de Médecine* un mémoire tendant à faire admettre la nature parasitaire du cancer. Cette théorie avait déjà été soutenue par Harrison Cripps et surtout Nedopil.

M. Ledoux-Lebar considère le cancer, comme « le résultat de l'irritation causée par un agent animé, irritation spécifique comme ce dernier. »

M. Ledoux-Lebar invoque à l'appui de sa thèse l'analogie dans la marche du cancer et de la tuberculose. Mais cette analogie, en supposant même qu'elle soit réelle, ne permettrait pas de conclure à l'identité de leur nature. D'autre part, les expériences d'inoculation que rapporte M. Ledoux-Lebar ne sont pas concluantes. Il reconnaît lui-même leur insuffisance quand il dit : « La contagion du cancer est donc une question en litige. »

---

(1) Cornil et Ranvier, *Histologie pathologique*, t. I, p. 306.

La théorie qu'il soutient, reste donc une pure hypothèse, que rien jusqu'ici ne peut justifier.

Et encore, cette hypothèse fut-elle vraie? Elle expliquerait sans doute l'origine du cancer, mais elle ne nous apprendrait rien sur la nature des autres tumeurs. Les partisans du parasitisme voudraient-ils faire aussi de ces dernières des maladies à microbe? Ou bien faut-il recourir de nouveau à la dualité de nature des tumeurs, à l'hétéromorphisme?

A la même époque parut dans les *Archives de Physiologie*, le mémoire de M Bard. Les vues à la fois si nettes et si larges de notre maître, éclairent d'un jour tout nouveau ce chapitre de la pathologie, qui semblait ne devoir jamais sortir de la confusion où l'avait plongé cette longue suite de péripéties par lesquelles nous l'avons vu passer. C'est que M. Bard met à la base de toute sa théorie la physiologie pathologique. Le rôle de l'anatomie pathologique dans cette question est achevé : elle nous a appris la structure anatomique des tumeurs, c'est tout ce que nous pouvions en attendre. Pour connaître l'origine, la nature des néoplasmes, c'est à la physiologie pathologique qu'il faut désormais s'adresser.

« La tumeur, dit M. Bard, est un tissu de nouvelle formation, reconnaissant comme origine une multiplication cellulaire active et née sous l'influence d'une cause étrangère à tout travail inflammatoire. » Cette définition exclut du même coup du groupe des tumeurs les gommes syphilitiques, les tubercules, qui sont des produits d'une inflammation spécifique, et les kystes par dilatation ou par rétention, qui ne sont pas dus à une prolifération cellulaire. La question se trouve ainsi restreinte à des limites bien marquées, qui ne permettent plus la confusion et qui en font définitivement un chapitre bien défini et bien distinct dans le cadre nosologique.

La tumeur est « une prolifération cellulaire. » Mais quels sont les éléments qui font les frais de cette exubérance de vie ? Ici M. Bard se sépare plus nettement encore des autres auteurs : ce n'est plus la cellule conjonctive de Virchow, ni la cellule lymphatique de Conheim, ni même la cellule embryonnaire de Kœlliker ; ce sont tous « les types cellulaires de l'organisme normal, qui en proliférant peuvent donner lieu à autant de types de tumeurs. » Aux phénomènes de transformation incessante, de métaplasie des Allemands, M. Bard substitue la notion nouvelle de la *spécificité*, dans le sens de fixité, des éléments cellulaires. Là est le fait capital et original de la doctrine nouvelle ; là est aussi le véritable progrès.

Réciproquement, à la loi de Müller : « Le tissu d'une tumeur a son *analogue* dans un tissu de l'organisme, » il faut substituer le principe établi par M. Bard : « Toute tumeur est *fille* d'un groupe cellulaire de même type dans l'organisme normal. » Müller dit « analogue ; » M. Bard précise davantage et dit : « fille. »

Je dois me borner ici à donner ce court résumé de la théorie si ingénieuse de M. Bard, j'y reviendrai dans un autre chapitre, avec plus de détails et en en faisant ressortir tous les avantages.

CHAPITRE II

Premier Groupe

Classifications basées sur l'aspect macroscopique

I. — Classification de Laennec (1).

Pour sortir du domaine des hypothèses, où s'étaient renfermés les anciens touchant la question des tumeurs, il faut arriver à Laënnec. L'immortel auteur de la découverte de l'auscultation a le mérite d'avoir le premier tenté une classification, basée sur l'observation anatomique : C'est ici, dit-il quelque part, en parlant des tumeurs, que des divisions bien faites et fondées sur une observation exacte pourraient faire faire un grand pas à la science et rendre l'anatomie

(1) *Dict. des sciences médicales*, t. II, p. 54.

pathologique d'une application immédiate à la médecine pratique. » Concilier la théorie et la clinique, telle est évidemment la principale préoccupation de Laënnec. Dans ce but, il propose deux grandes divisions.

1° *Tissus accidentels qui ont des analogues parmi les tissus naturels de l'économie*; ce sont : les productions osseuses, fibreuses, cartilagineuses, fibro-cartilagineuses, cellulaires ou adipeuses et cornées. Il y ajoute les hygromas, qu'il désigne sous le nom de *productions séreuses accidentelles*, et les *poils accidentels* qui se produisent dans certaines kystes. Toutes ces productions sont bénignes.

2° *Les tissus accidentels, qui n'ont pas leur analogue dans l'économie* ; ce sont : *a.* les *tubercules*, qu'il confond presque avec les tumeurs scrofuleuses ; *b.* le *squirrhe*, comprenant toutes les tumeurs ayant une consistance dure ; *c.* l'*encéphaloïde* ou *cancer* dont le tissu a l'aspect de la matière cérébrale ; *d.* la *mélanose*, caractérisée par la coloration noire. Toutes ces affections ont un caractère clinique essentiel et commun, la malignité.

Comparer la structure des tissus accidentels à celle des tissus normaux, en saisir les rapports et les différences ; de ces données purement expérimentales déduire, comme conclusions, la nature et la classification des tissus pathologiques : telle est la base sur laquelle repose l'œuvre de Laënnec. Or, ce principe est absolument vrai ; c'est celui qui dirige encore aujourd'hui les anatomo-pathologistes dans l'étude des tumeurs.

Malheureusement Laënnec était privé des lumières si précieuses du microscope. Il était obligé de s'en rapporter aux apparences grossières, que fournissait l'examen macroscopique. Dans ces conditions, malgré le talent si parfait d'observation, qui était la caractéristique de son génie, il devait fatalement aboutir à une erreur. Et, en effet, la question de l'hétérologie des tumeurs, que Laënnec a posée le premier, est aujourd'hui définitivement jugée. La théorie du développement continu en a fait justice.

Là n'est pas la seule imperfection de la classification de Laënnec : Le tubercule est le produit d'une inflammation spécifique ; et, à ce titre, nous le savons, il ne doit pas figurer dans le groupe des néoplasmes.

Mais le plus grave reproche que l'on pourrait faire à cette classification, est la division du squirrhe et de l'encéphaloïde en deux genres différents. En attachant peut-être trop d'importance à la consistance de la tumeur, Laënnec en est arrivé à méconnaître la nature cancéreuse du squirrhe.

Malgré toutes ces erreurs, imputables moins à la méthode qu'à l'insuffisance des moyens d'investigation, l'œuvre de Laënnec représente la première ébauche d'une classification anatomique. Et, à ce point de vue, la science lui est redevable d'un véritable progrès.

II. — Classification d'Abernethy

Elle est exposée en résumé dans l'ouvrage de Broca. Il admet trois grandes divisions :

A. *Tumeurs enkystées* — Loupes, kystes pileux, kystes des gaînes tendineuses ;

B. *Tumeurs osseuses*, comprenant indistinctement les productions véritablement osseuses et les dépôts calcaires ;

C. — *Les sarcomes*. — Ce troisième groupe renfermait toutes les tumeurs ayant une consistance ferme et charnue. Il le subdivise en huit genres :

1° Le *sarcome adipeux* qui correspond au lipôme ;

2° Le *sarcome pulpeux* ou *médullaire*, qui représente l'encéphaloïde ;

3° Le *sarcome carcinomateux* ou squirrhe ;

4° Le *sarcome tuberculeux ;*

5° Le *sarcome commun vasculaire*. — Ce genre comprend probablement toutes les tumeurs dans lesquelles le tissu vasculaire a pris un développement anormal ;

6° Le *sarcome pancréatique ;* — 7° le *sarcome cystique ;* — 8° le *sarcome mammaire*. — Quant à ces trois derniers genres, ils sont bien difficiles à définir : « Ce sont des espèces entièrement énigmatiques, dit Broca, que personne jusqu'ici n'a pu retrouver. »

Cette classification est assurément très incomplète : on n'y voit figurer ni le fibrome, ni l'enchondrôme. Mais elle est, en outre, un exemple frappant des graves erreurs que l'on peut commettre en prenant pour base d'une division des tumeurs leur aspect macroscopique. Ainsi, Abernethy, en faisant de la « consistance ferme et charnue » le caractère distinctif des sarcomes, réunit, dans un même groupe, des tumeurs absolument différentes par leurs caractères cliniques et anatomiques, par exemple le lipome et le cancer.

III. Classification de Muller.

Je l'emprunte également à l'ouvrage de Broca. Je ne la reproduis qu'à titre de curiosité et en raison de la célébrité dont elle a joui autrefois. On pourrait s'attendre, en effet, à retrouver ici l'application de la loi de Müller sur l'origine et la nature des tumeurs. Point du tout, c'est une classification « hybride », selon l'heureuse expression de Broca; elle repose tantôt sur l'aspect macroscopique, tantôt sur les caractères cliniques, tantôt sur les caractères chimiques.

A *Tumeurs cancéreuses* ou *malignes* :

1° *Carcinome simple* (squirrhe) ;
2° *Carcinome réticulaire* ;
3° *Carcinome alvéolaire* (colloïde) ;
4° *Carcinome mélanique* ;
5° *Carcinome médullaire* (encéphaloïde) ;
6° *Carcinome fasciculé ou hyalin.*

B *Tumeurs non cancéreuses* :

1° Donnant de la chondrine (enchondrome) ;

2° Tumeurs donnant des matières grasses (lipômes, kyste dermoïde, cholesteatome) ;

3° Tumeurs renfermant des kystes multiples (cystoïde ? cystosarcome) ;

Tumeurs formées de tissus fibreux (dermoïdes ou fibrome).

Cette classification, dépourvue de toute base sérieuse, et d'ailleurs incomplète, est tombée aujourd'hui dans un juste oubli.

IV. Les classifications de Cruveilhier et de Lebert appartiennent toutes deux à ce groupe, au moins par un de leurs côtés. La première grande division de Cruveilhier : Productions organiques homologues, et celle de Lebert : Tumeurs homœomorphes, sont basées sur l'aspect macroscopique. Mais ce caractère n'est que secondaire. Le fait capital qui domine ces deux classifications est la présence dans la tumeur d'un élément spécifique : suc cancéreux ou cellule cancéreuse. Pour cette raison, elles seront exposées dans un Chapitre particulier (voir page 42).

V. Classification de Broca.

Nous en connaissons déjà le principe (voir page 20). Elle n'est que l'application de la théorie des blastèmes.

Cinq grandes divisions :

A *Productions homœomorphes et homologues.* — Elles sont formées d'éléments et de tissus analogues à ceux de l'organisme. Cette première classe comprend toutes les hypertrophies simples : l'hyperostose, les cors, les durillons, l'éléphantiasis, les condylomes, les polypes muqueux, les verrues, la tumeur adénoïde du sein, les adénômes en général, les tumeurs érectiles, les hystérômes ou corps fibreux de l'utérus, les kystes (progènes et néogènes), les cicatrices, l'induration inflammatoire, les fausses membranes, les exostoses, les ostéophytes, les fibromes.

B *Productions homœomorphes et hétérologues.* — Elles sont formées par des éléments analogues aux éléments normaux, mais combinés de façon à produire un tissu absolument étranger à l'organisme normal.

Dans cette classe, Broca range :

1° Les *Kéloïdes*. Ce sont des tumeurs où les éléments fibreux et fibro-plastiques sont combinés en parties égales ;

2° Les *Fibroïdes*, dans lesquelles les éléments fibro-plastiques de Lebert dominent ;

3° Les épithéliomes ;

4° Tumeurs à myéloplaxes ;

5° La mélanose simple ;

6° Les hétéradénomes ; ce sont des tumeurs formées d'éléments en cul de sac, mais formant une espèce de tissu glandulaire hétérogène.

C. *Productions hétéromorphes*, dont les éléments et le tissu qu'ils forment sont sans analogue dans l'économie. Broca n'en reconnaît que deux espèces :

1° Les *cancers*, composés d'éléments spécifiques cancéreux, purs ou mélangés à d'autres éléments pour former des variétés secondaires.

2° Les *tubercules*.

D. *Productions amorphes*, auxquelles Broca reconnaît ne pouvoir assigner une structure déterminée ; ce sont :

1° Les *productions colloïdes simples*, qui sont des dépôts de matière gélatiniforme ;

2° Les gommes syphilitiques ;

3° Les dépôts crétacés, athéromateux, tophacés ;

4° Les *caillots* ou dépôts de fibrine coagulée.

E. *Tumeurs formées par des animaux parasites enkystés*, comme les hydatides.

Il est facile de trouver des défauts à cette classification. Je me contenterai de signaler les plus saillants. Et d'abord, le principe même en est faux ; les blastèmes pathologiques, aussi bien que les blastèmes physiologiques, n'existent pas ; la notion d'hétéromorphisme pour les éléments cellulaires est tout aussi fausse que celle d'hétérologie des tissus. Je me suis assez longuement arrêté sur ces points dans l'historique pour qu'il me soit permis de ne pas y insister davantage.

Mais, en outre, une définition de la nature des tumeurs manque à la base de tout ce système. Il s'ensuit qu'il repose sur trois bases différentes : tantôt c'est l'aspect macroscopique, comme dans les classes A, D et E, tantôt c'est l'aspect microspopique, comme la classe B; enfin la spécificité des cellules cancéreuses et tuberculeuses est évidemment le caractère distinctif du cancer et du tubercule, rangés tous deux dans la classe C.

Construit sur de telles données, le cadre devait en être beaucoup trop large ; et en effet, il comprend une foule d'affections qui n'ont aucun rapport avec les tumeurs. La première classe presque tout entière est à supprimer, si on en excepte les adénomes, les fibromes, les papillomes, les tumeurs érectiles. La classe des productions amorphes, celle des parasites enkystés et les tubercules sont également à rejeter.

Enfin, dans une même classe sont réunies des tumeurs très différentes, tant au point de vue clinique qu'au point de vue anatomique ; par exemple, les kéloïdes, qui représentent les fibro-sarcomes et les fibroïdes ou sarcomes sont rangés dans le même groupe que les épithéliomes et la mélanose.

VI. Classification de Robin.

Robin prend aussi pour point de départ les rapports de structure des tissus pathologiques avec les tissus normaux. Il en résulte une première grande division en :

I° *Tumeurs homœomorphes.*

II° *Tumeurs hétéromorphes.*

Les tumeurs homœomorphes sont à leur tour divisées en deux ordres, selon qu'elles sont solides ou fluides. Chacun de ces deux ordres est subdivisé encore en deux genres, selon que les tumeurs sont formées par des parties *constituantes*, c'est-à-dire les éléments ou tissus fondamentaux essentiels de l'organisme, auxquels est dévolu un rôle actif dans l'accomplissement des fonctions, ou par des *produits*, c'est-à-dire des parties accessoires de l'organisme, ne servant qu'à favoriser les actes des *constituants.*

PREMIÈRE CLASSE. *Tumeurs homœomorphes.*

Ier ORDRE. *Tumeurs homœomorphes solides.*

1er GENRE. *Tumeurs formées par les tissus constituants.*

1re *Espèce.* Tumeurs formées par le tissu lamineux : 1° tumeurs fibreuses ou fibromes ; 2° tumeurs colloïdes ; 3° tumeurs fibreuses cystoïdes ; 4° corps fibreux ; 5° chéloïdes cicatricielles.

2e *Espèce.* Tumeurs fibro-plastiques.

3e *Espèce.* Tumeurs à myéloplaxes.

4e *Espèce.* Tumeurs à cytoblastions.

5e *Espèce.* Tumeurs à myélocytes ou éléments de la substance grise des centres nerveux ; elles se rencontrent surtout sur la rétine.

6° *Espèce. Tumeurs dermiques :* 1° *Kéloïdes ;* 2° *Condylomes ;* 3° *Nœvus hypertrophique,* caractérisé par une simple altération dans la structure et la pigmentation de la peau, par opposition au nœvus vasculaire, dont la lésion siège dans les vaisseaux ; 4° *Verrues.*

7e *Espèce.* Tumeurs adipeuses : 1° Lipôme, 2° Cholestéatôme.

8e *Espèce.* Enchondrome.

9e *Espèce.* Tumeurs osseuses : 1° Périostoses ; 2° Exostoses ; 3° Tumeurs ostéoïdes ou exostoses périarticulaires des vieillards et des rhumatisants ;

10e *Espèce.* Tumeurs hypertrophiques glandulaires.

11e *Espèce.* Tumeurs glandulaires condensantes, caractérisées par la disparition du tissu fibreux interglandulaire et l'hypertrophie des acini.

12e *Espèce.* Tumeurs glandulaires colloïdes.

13e *Espèce.* Tumeurs érectiles : 1° Anévrysmes cirsoïdes ; 2e Nœvi vasculaires ou tumeurs artérielles ; 3° Tumeurs érectiles veineuses (varices, varicocèle, hémorrhoïdes) ; 4° Tumeurs érectiles formées par extravasation du sang dans des vaisseaux ; ce sont les collections sanguines.

14e *Espèce.* Tumeurs parasitiques par inclusion embryonnaire ou hétérotopique : kystes dermoïdes des bourses, des ovaires, de la peau.

IIe Genre. — *Tumeurs formées par les produits,* 7 Espèces : 1° *Epithéliomes ;* 2° *Tumeurs cornées ;* 3° *Tumeurs pigmentaires ou mélanomes ;* 4° *Exostoses dentaires ;* 5° *Tumeurs tophacées des goutteux ;* 6° *Tumeurs calcaires glandulaires ou cutanées ;* 7° *Tumeurs formées par des produits de conception altérés ou môles.*

IIe Ordre. — *Tumeurs homœomorphes fluides.* Ier Genre : *Tumeurs formées par les humeurs constituantes :* 1re *Espèce.* Anévrysmes ; 2e *Espèce.* Tumeurs hématiques, cœphalhœmatome, hématocèle, hématome. 3e *Espèce.* Tumeurs gazeuses. Emphysème, pneumatose.

IIe Genre. *Tumeurs formées par les produits liquides ou kystes :* 1re *Espèce.* Kystes glandulaires ; 2e *Espèce,*

Kystes des conduits excréteurs ; 3e *Espèce*. Kystes des parenchymes non glandulaires (ovaires, reins, testicules) ; 4e *Espèce*. Kystes synoviaux ; 5e *Espèce*. Kystes des bourses synoviales accidentelles ; 6e *Espèce*. Kystes du tissu cellulaire.

Deuxième Classe. — *Tumeurs hétéromorphes*. Ier Ordre. *Tumeurs hétéromorphes solides* : 1re *Espèce*. Tubercules. 2e *Espèce* Thnétoblaste ou cancer. 3e *Espèce*. Tumeurs hétéradéniques qui ne sont probablement, d'après Cornil et Ranvier, qu'une variété d'épithéliomes tubulés.

IIe Ordre. — *Tumeurs hétéromorphes liquides*. 1re *Espèce*. Tumeurs purulentes, abcès froids, anthrax, furoncles. 2e *Espèce*. Tumeurs parasitiques, cysticerques, hydatides.

Les mêmes reproches que j'ai adressés à la classification de Broca conviendraient à celle de Robin. Mais il me suffit, je crois, de l'avoir exposée ici, pour que j'en aie par là même, fait ressortir tous les défauts.

VII. Classification de Virchow.

Elle devrait figurer en partie dans ce chapitre. En effet, la première grande division de Virchow (tumeurs formées par les éléments du sang), la deuxième (tumeurs formées par des substances sécrétoires) et une partie de la troisième sont basées sur l'aspect macroscopique. Mais pour ne pas en scinder l'étude, ce qui nuirait à la clarté de l'exposition, et pour ne pas m'exposer à des répétitions, je renvoie à la page 55 où la classification est reproduite en entier.

VIII°—Je pourrais en dire autant de toutes les classifications même les plus récentes, que nous retrouverons dans le chapitre IV, page 63. Toutes font rentrer les kystes par rétention ou par dilatation dans le cadre des tumeurs, et à ce seul point de vue, elles sont basées sur l'aspect macroscopique.

CHAPITRE III.

Deuxième Groupe

Classifications basées sur un caractère particulier. — Spécifité.

Ce groupe ne comprend que deux classifications, celle de Cruveilhier et celle de Lebert.

Classification de Cruveilhier.

Elle repose principalement sur la notion du suc cancéreux. (Voir page 16.)

Deux grandes classes :

I° *Les métamorphoses et productions organiques*, qui sont dépourvues de suc.

II° *Les dégénérations organiques.*, caractérisées par la présence dans leur tissu d'un suc particulier, spécifique.

Les premières sont analogues aux tissus normaux ; les secondes sont au contraire essentiellement hétérologues.

Première classe. *Productions organiques homologues.* Elles comprennent : les productions adipeuses, les kystes, les productions fibreuses, cartilagineuses, osseuses, érectiles ou vasculaires, et les productions cutanées.

Productions adipeuses. Cruveilhier réunit dans ce groupe : les *métamorphoses adipeuses*, comme la transformation graisseuse des muscles, la dégénérescence des reins et des mamelles, et les *lipômes.*

Il est évident que ces derniers seuls doivent trouver place dans une classification des tumeurs, et même parmi les *lipômes*, nous ne pouvons évidemment plus admettre avec Cruveilhier les hernies graisseuses de la ligne blanche et du diaphragme, qui constituent dans sa classification la variété des lipômes sous-muqueux.

Kystes. Deux variétés :

A. Kystes primitifs ou préexistants à la matière qu'ils contiennent. Ce sont :

I° Les kystes formés de toutes pièces aux dépens du tissu cellulaire.

II° Les kystes formés par le développement d'une cavité normale :

1° Kystes folliculeux sébacés ou loupes ;

2° Kystes folliculeux muqueux (paupières, vagin, utérus) ;

3° *Kystes glanduleux*, tous formés par la rétention du liquide sécrété dans le conduit excréteur. Cruveilhier les étudie successivement dans les petites glandes (glandes salivaires, glandes de Bartholin) et dans les grosses glandes (pancréas, rein, mamelle). Parmi les kystes glanduleux, il décrit encore : l'hydronéphrose, la dilatation enkystée des trompes utérines, l'hydramnios, les tumeurs laiteuses ou galactocèles, les goîtres, les kystes multiples du rein, les kystes des testicules ;

4° *Kystes de l'ovaire*. Ce chapitre est un des plus intéressants de l'ouvrage de Cruveilhier. Il en donne une description très complète, tant au point de vue anatomique qu'au point de vue clinique. Nous ne pouvons entrer dans les détails ; cette étude nous entraînerait trop loin ;

5° *Kystes séreux*. Kystes péritonéaux (ascite enkystée, limitée à une portion du péritoine par des adhérences) ; kystes du cordon ; kystes pleuraux (ce sont les analogues des kystes péritonéaux) ;

6° *Kystes synoviaux*. Kystes périarticulaires ou ganglions, kystes péritendineux, hygromas ;

7° *Kystes vasculaires*, formés par des portions de vaisseaux isolées par des adhérences et ayant subi des modifications de structure : Môles vésiculaires du placenta.

B. Kystes consécutifs ou non préexistants. Ce sont ceux qui se sont développés autour d'un corps, étranger quelconque, en vertu d'une inflammation consécutive :

1° *Kystes hématiques* ; 2° kystes purulents, tuberculeux ; 3° kystes développés autour des cancers et des corps fibreux ; 4° autour des corps étrangers venus du dehors ; 5° kystes des entozoaires ; 6° kystes formés autour du fœtus ; 7° kystes pileux de l'ovaire.

Productions fibreuses. Elles ont leur point de départ soit dans le tissu interstitiel, soit dans la trame fibreuse de l'organe, soit encore dans les éléments eux-mêmes par une métamorphose de ce tissu en tissu fibreux.

Cruveilhier range dans cette classe : les polypes fibreux des fosses nasales ; les corps fibreux de l'utérus ; les excroissances verruqueuses de la peau, qu'on appelle aujourd'hui des papillômes ; les tumeurs fibreuses développées aux dépens du périoste osseux ; les fibrophytes des synoviales, qui constituent les corps étrangers organiques des articulations des arthrophytes ; les tumeurs développées sur le trajet des nerfs ou névrômes ; les corps fibreux du testicule.

En outre, c'est ici que la notion du suc cancéreux trouva une de ses plus heureuses applications. Avant Cruveilhier, en effet, toutes les tumeurs dures de la mamelle étaient regardées comme des squirrhes.

C'est à peine si, en Angleterre, A. Cooper, avait prononcé timidement le mot « adénoïde », qui devait s'appliquer à certaines tumeurs n'ayant pas la marche envahissante du cancer. Cruveilhier, ne retrouvant pas trace de suc dans ces tumeurs, les sépara définitivement du groupe des cancers, et en fit des productions fibreuses. Il leur donna le nom de *Corps fibreux de la mamelle*. Le microscope vint plus tard lui donner en partie raison, en démontrant que ces tumeurs n'étaient pas des cancers, mais des adénômes.

Productions cartilagineuses. — A côté des chondromes des os et de la région parotidienne, Cruveilhier décrit les chondromes des séreuses (péricarde, plèvre...) et de la tunique interne des artères. Ces derniers représentent évidemment les plaques calcaires de l'athérome artériel et les fausses membranes plus ou moins résistantes de la symphyse cardiaque ou de la symphyse pleurale.

Productions osseuses. — Il range dans cette classe, avec les exostoses et les ostéophytes, les productions osseuses du tissu glanduleux, du placenta, de l'utérus. Là encore, il s'agit de dépôts calcaires. Il est bien certain que jamais ces organes n'ont produit du tissu osseux.

Productions érectiles. — Il les fait dériver exclusivement des veines, jamais des artères. Nouvelle erreur.

Productions cutanées. — Verrues, cors, kystes dermoïdes sous-cutanés.

DEUXIÈME CLASSE. — *Dégénérations organiques.* — « Les dégénérations sont le résultat de la transformation de nos tissus en tissu morbide sans analogue dans l'économie, tissu parasitaire, vivant d'une vie propre, jouissant à des degrés divers de la propriété de se généraliser dans l'organisme, soit par continuité de tissu, soit par contiguité ou par voisinage, soit enfin par une infection générale de l'économie. »

La marche envahissante, la généralisation rapide, la malignité en un mot, tel est le caractère clinique qui sépare les dégénérations des simples productions organiques. Les différences anatomo-pathologiques ne sont pas moins tranchées. Les productions sont formées de tissus homologues. Les dégénérations, au contraire, sont essentiellement hétérologues ; et, à la coupe, elles laissent suinter un liquide particulier qui en est le signe pathognomonique. Quant au terme de « tissu parasitaire », dont se sert Cruveilhier dans sa définition, voici comment on doit l'interpréter : Le tissu de dégénération, étranger à l'organisme, vit d'une vie individuelle aux dépens des éléments de nutrition des tissus normaux, absolument comme un parasite animal ou végétal se nourrit aux dépens de l'organisme qui le porte. Mais Cruveilhier ne veut pas dire par là que la dégénération soit le résultat de la présence dans nos tissus d'un organisme inférieur, d'un microbe, dans le langage actuel, comme le soutient M. Ledoux-Lebar.

Ainsi comprises, les dégénérations sont divisées par Cruveilhier en deux variétés :

I° Dégénération aréolaire ou gélatiniforme ;
II° Dégénération cancéreuse.

La *Dégénération aréolaire* est représentée par un tissu de consistance molle, ayant l'aspect du tissu muqueux. Elle secrète bien un suc épais, gélatineux, mais différent du suc cancéreux. Elle peut envahir par continuité de tissus tout un organe, toute une région même ; mais jamais elle ne se généralise dans toute l'économie comme le cancer vrai. De plus, elle affecte une prédilection toute particulière pour la cavité abdominale, et plus spécialement pour l'estomac et l'intestin.

Cette variété de dégénération correspond au cancer colloïde.

La dégénération cancéreuse produit au contraire un tissu de consistance variable, tantôt très-dure, tantôt molle. Jamais elle ne présente la consistance visqueuse, l'aspect de gélatine propres à la dégénération aréolaire. D'autre part le suc cancéreux est crémeux, galactiforme, miscible à l'eau. Enfin le cancer envahit rapidement tous les organes, non seulement par continuité, mais encore et surtout par infection générale.

Cette dégénération peut produire quatre espèces de cancers :

1° *Le Squirrhe*, de consistance dure, ligneuse.

2° L'*Encéphaloïde*, mou, friable, rappelant exactement, ainsi que le nom l'indique, l'aspect de la matière cérébrale.

3° *Le Cancer épithélial*, surtout fréquent à l'utérus, au rectum, aux lèvres et à la langue. C'est évidemment l'epithéliome.

4° *Le Cancer mélanique*, caractérisé par la coloration noire de sa substance et du suc spécifique qu'il sécrète. Cruveilhier d'ailleurs reconnaît, que cette coloration est due à un pigment spécial; mais que par ses autres caractères le cancer mélanique ne diffère en rien des espèces précédentes.

Telle est la classification de Cruveilhier. En l'exposant nous avons signalé, à côté d'avantages incontestables, bien des erreurs de détail. Nous n'y reviendrons pas. Je voudrais seulement ajouter quelques mots sur le plan général. A ce point de vue il est facile de voir combien elle est défectueuse. Elle manque totalement d'unité. Les deux grandes divisions : Productions dérivant des tissus normaux, d'une part ; de l'autre, dégénérations hétérologues, ces deux grandes divisions, dis-je, ressemblent bien plutôt à deux chapitres de pathologie, traitant des affections sans aucun rapport entr'elles, différant même par leur nature et leurs caractères. L'une est fondée sur l'aspect extérieur macroscopique ; l'autre, bien au contraire, est établie sur la présence d'un suc spécifique. — Il est inutile de dire que cette notion du suc cancéreux, qui domine en somme toute l'œuvre de Cruveilhier, est une simple vue de l'esprit, une hypothèse, que des faits cliniques nombreux ont bien vite démontrée fausse.

Classification de Lebert

Elle a beaucoup de rapport avec la précédente. Comme Cruveilhier, Lebert admet deux grandes divisions :

I° *Tumeurs Homœomorphes*, formées par le développement d'éléments, que l'on retrouve à l'état normal dans les tissus. L'aspect macroscopique et l'aspect microscopique ont servi à Lebert pour définir et délimiter cette première division.

II° *Tumeurs Hétéromorphes* formées par des *éléments spécifiques*, que l'on ne retrouve pas dans l'organisme à l'état normal, ni comme éléments permanents, ni comme éléments transitoires embryonnaux.

Cette dernière division seule appartient donc bien à ce chapitre, puisque seule elle est fondée sur un caractère spécial, la cellule cancéreuse.

I° *Tumeurs Homœomorphes* ou *Bénignes*.

1° *Tumeurs Epithéliales et Epidermidales*, formées essentiellement de cellules épithéliales ou de cellules épidermiques. Ce sont : les cors, les condylômes, les verrues, les productions cornées, les épithéliomes.

2° *Tumeurs Crypteuses*, provenant de l'oblitération des follicules de la peau ou d'une muqueuse. Ce sont les loupes.

3° *Tumeurs enkystées du tissu cellulaire*. Ce sont les kystes séreux, qu'ils soient formés par une condensation du tissu cellulaire ou par l'hypertrophie d'une partie physiologique (kystes de la glande thyroïde, kystes de l'ovaire, qui, pour Lebert, dérivent de l'hypertrophie des vésicules de Graaf).

4° *Tumeurs Fibrineuses*, résultant des transformations que subit un caillot sanguin après un traumatisme ou un épanchement de sang dans une cavité, une articulation, par exemple.

5° *Tumeurs érectiles*, artérielle, veineuse, artérioso-veineuse.

6° *Tumeurs graisseuses ou lipômes*.

7° *Tumeurs mélaniques*. Pour Lebert, la mélanose est une altération constituée par la production d'un pigment noir. Ce pigment est un mélange d'éléments organiques et de matières inorganiques.

8° *Tumeurs Fibro-Plastiques*. Elles sont formées par des éléments, analogues à ceux que l'on rencontre en grand nombre dans les tissus de l'embryon. Ce sont d'abord des globules, lesquels, en s'allongeant, prennent un aspect fusiforme et se transforment en fibres. Ces tumeurs correspondent au genre des sarcomes

9° *Tumeurs Fibreuses*. L'origine de ces tumeurs est la même que celle des tumeurs fibro-plastiques ; dans celles-ci les globules sont en voie de développement; dans celles-là ces mêmes éléments ont atteint leur forme définitive, et ils forment un tissu très dense, analogue au tissu fibreux.

10° *Tumeurs Colloïdes.* Pour Lebert le tissu colloïde est une substance gélatineuse et transparente, dérivant d'une altération particulière du tissu fibro-cellulaire. Selon que cette substance forme à elle seule toute la tumeur ou qu'elle est unie à du tissu fibreux ou à du cancer, on a la tumeur colloïde pure, la tumeur fibro-colloïde ou le cancer colloïde.

11° *Tumeurs cartilagineuses* ou *Chondromes;*

12° *Tumeurs osseuses;*

II° *Tumeurs hétéromorphes* ou *malignes.* Ce sont les différentes espèces de cancers.

« Le cancer, dit Lebert, est une production accidentelle nouvelle, tendant à se généraliser, à devenir constitutionnelle, tendant, en se développant, à détruire tous les tissus qui l'entourent, montrant de plus un élément globulaire différent de toute autre espèce de globules. » Cet élément globulaire est la cellule cancéreuse que nous connaissons déjà (voir page 20). Elle ne se retrouve, en dehors du cancer, nulle part dans l'organisme normal, et à aucun moment de son développement.

Lebert reconnaît cinq formes de cancers : l'encéphaloïde, le squirrhe, le cancer gélatiniforme ou colloïde, le cancer mélanique, le cancer hématoïde.

Cette classification est en réalité susceptible des mêmes reproches que celle de Cruveilhier. Comme celle-ci, elle manque d'unité, comme cette dernière, elle repose en grande partie sur une erreur ; la cellule cancéreuse, en effet, n'existe pas plus que le suc cancéreux, pas plus que la cellule tuberculeuse.

En outre, si Lebert, armé du microscope, a su reconnaître la véritable origine de l'épithéliome, et n'a pas confondu ce dernier avec les cancers, comme l'a fait Cruveilhier, on peut lui reprocher d'avoir, dans sa classification, rangé l'épithéliome et la tumeur fibro-plastique ou sarcome dans le groupe des tumeurs bénignes. La Clinique, nous le savons, enseigne le contraire. C'est une nouvelle preuve que la distinction des tumeurs en homœomorphes et hétéromorphes, n'a pas de raison d'être, et qu'elle entraînerait, si elle était appliquée en chirurgie, les conséquences les plus déplorables.

CHAPITRE IV

TROISIÈME GROUPE

Classifications basées sur l'aspect microscopique,

Il importe de rappeler au commencement de ce chapitre que certaines classifications étudiées précédemment, se rattachent à ce troisième groupe au moins par certains points. Ainsi la classification de Robin, celle de Broca, celle de Lebert ont évidemment emprunté à l'aspect microscopique les caractères distinctifs de certaines de leurs subdivisions ; mais le rôle du miscroscope y était restreint et secondaire ; il s'effaçait devant l'aspect macroscopique ou devant la recherche d'un élément spécifique. Au contraire, les classifications, qui appartiennent à ce groupe, ont toutes pour base essentielle l'aspect microscopique ; quand l'aspect macroscopique interviendra, ce ne sera qu'à titre accessoire.

Classification de Virchow.

Le système de Virchow se divise en quatre grandes classes :

I. Tumeurs sanguines ou hématomes ;

II. Tumeurs formées par des liquides aqueux ;

III. Tumeurs proliférantes ou pseudoplasmes ;

IV. Tumeurs complexes.

I. *Tumeurs sanguines* (hématomes). — Elles reconnaissent toutes pour origine l'extravasation du sang, que ce sang soit liquide et se soit enkysté ou qu'il se soit coagulé.

Virchow distingue trois formes d'hématomes :

A. *Hématomes cystiques :* 1° Céphalœmatome; 2° Othématome; 3° Hématome de la dure-mère; 4° Anévrisme disséquant; 5° Hématome musculaire, survenant après une rupture musculaire, de préférence sur le droit de l'abdomen.

B. *Hématomes solides non cystiques :* Hématomes des valvules du cœur, du cerveau, de l'ovaire, de la vulve. Cette forme de Virchow représente l'infiltration de sang dans les tissus : « Le sang, dit-il pour la définir, ne se présente plus sous la forme d'une tumeur particulière; l'organe ressemble à une éponge imbibée de sang. »

C. *Hématomes polypeux, polype fibrineux de l'utérus.* Après une forte hémorrhagie, le sang séjournant dans la cavité de la matrice se coagule et est expulsé en suite sous forme de polype.

Virchow considère encore comme des hématomes l'hygroma hémorrhagique, l'hématocèle, l'hématocèle rétro-utérine.

II. *Tumeurs formées par des liquides aqueux.* — 1° Hydrocèle; 2° Hygroma; 3° Spina bifida; 4° Hydrocéphalie; 5° Hydrocèle des ventricules cérébraux; 6° Hygromes ou hydropisie des gaînes tendineuses et des bourses muqueuses; 7° Ganglions articulaires.

8° *Kystes folliculaires.* — Ils sont dus à la rétention des produits de sécrétion, soit dans la glande elle-même ou dans les canaux excréteurs : athérômes ou kystes sébacés, kystes muqueux ou hydatides développés dans les glandes muqueuses;

9° *Kystes par rétention dans des canaux plus larges.*— Dégénérescence cystique de l'appendice vermiculaire, kystes biliaires (rétention de la bile dans la vésicule par obstruction du canal cystique par un calcul), kystes des ligaments larges, hydropisie des trompes, bronchectasie et trachectasie cystiques, hydronéphrose, kystes urinaires, grenouillette sublinguale, spermatocèle (dilatation des canaux spermatiques), galactocèle.

III. *Tumeurs proliférantes.* — Elles sont produites par la prolifération des éléments cellulaires des tissus de substance conjonctive. De tout le système de

Virchow, cette classe est donc la seule qui repose directement sur la théorie du développement continu. Les pseudoplasmes seront dits : *Histioïdes,* quand ils reproduisent, dans leur structure, un tissu simple de l'organisme ; *Organoïdes,* quand ils représentent un organe déterminé du corps ; *Tératoïdes,* quand ils reproduisent un système organique en entier, la peau, par exemple, avec ses glandes et ses poils, comme dans le kyste dermoïde. Enfin, il est des tumeurs, dit Virchow, dans lesquelles plusieurs formes de tumeurs se combinent entr'elles. Ce sont des productions mixtes, quelquefois très difficiles à débrouiller, que Virchow réunit dans la quatrième classe sous le nom de *Tumeurs complexes.*

Tumeurs proliférantes, pseudoplasmes, tumeurs de la substance connective, sont donc autant de termes synonymes pour désigner une même famille, à laquelle appartiennent les genres suivants :

Genre des Fibrômes. — 1° *Eléphantiasis,* c'est une production fibreuse diffuse ; 2° *Molluscum,* tumeur lardacée plus molle que le fibrôme ordinaire ; 3° *Fibrôme diffus* (induration bénigne de la mamelle) ; 4° *Fibrôme papillaire et verruqueux* (papillome, condylome, verrue) ; 5° *Fibrôme tubéreux,* c'est le fibrôme proprement dit (fibrôme naso-pharyngien).

Genre des Lipômes. — Virchow a le tort d'y faire entrer certaines affections qui, en réalité, ne sont point des tumeurs : par exemple, sous le nom de lipôme hyperplasique, il décrit l'hypertrophie mammaire, qui n'est pour lui, dans la plupart des cas, que la polysarcie du sein. Et encore, sous le nom de hernie lipomateuse, de lipôme épiploïque, il comprend l'accumulation du tissu adipeux dans un vieux sac herniaire.

Genre des Myxômes. — Ils sont formés par du tissu muqueux, dont le type est la gelée de Warthon dans le cordon ombical : môle hydatique ou myxôme des villosités du chorion. Une variété de myxôme hétéroplasique formerait, d'après Virchow, la plupart des névrômes, soit des centres, soit des nerfs périphériques ; une autre variété hétéroplasique, plus maligne encore, représenterait les cystosarcômes du sein.

Genre des Enchondrômes. — Deux variétés : A *Enchondrômes*, développés sur du cartilage même. B *Enchondrômes hétéroplasiques* ou *Chondrômes ostéoïdes*, développés dans des parties du corps dépourvues de cartilage en vertu d'une loi d'hétérotopie. Dans cette dernière variété, Virchow range certaines tumeurs osseuses, qui paraissent être bien plutôt des ostéosarcomes.

Genre des Ostéomes : exostoses, ostéophytes, tumeurs dentaires (odontome, epulis). — Sous le nom d'ostéomes hétéroplasiques, Virchow semble comprendre les dépôts calcaires dans les différents organes.

Genre des Psammômes. — Dans ce groupe, Virchow a rapproché les tumeurs les plus diverses anatomiquement et symptomatologiquement, d'après le seul fait de la présence de concrétions calcaires granuleuses produites dans leur épaisseur. Ces granulations ressemblent beaucoup, d'après Virchow, « au sable cérébral » que l'on rencontre souvent dans le plexus choroïde et sur les méninges.

Genre des Mélanômes. — Ils sont dus à l'hyperplasie du pigment noirâtre que l'on rencontre normalement sur la choroïde.

Genre des Gliômes, dus à l'hyperplasie de la névroglie, substance connective interstitielle des centres nerveux.

Genre des Sarcomes. — Ils ont aussi leur point de départ dans les tissus à substance connective. Mais ils se distinguent des autres tumeurs par le développement prédominant et progressif en nombre et en volume des éléments cellulaires. Virchow admet même que les autres espèces de tumeurs, dérivant des tissus connectifs, peuvent en vertu d'un phénomène de métaplasie, se transformer en sarcomes par développement des cellules. Mais, dans l'un, comme dans l'autre cas, les cellules ne cessent pas de présenter le type général du tissu qui leur a donné naissance.

Genre des Granulomes. — Ce genre représente le groupe des cytoblastomes de Robin. Il comprend toutes les productions formées par des tissus de granulation ordinaire, dont le type normal est la moelle osseuse jeune. Virchow reconnaît lui-même que la délimitation est impossible entre ces tumeurs et les produits inflammatoires : « L'affection, dit-il, prend le caractère d'une maladie générale, et elle présente des éruptions multiples, produits d'une *inflammation locale spécifique*. »

Les fongosités des tumeurs blanches articulaires ; les productions syphilitiques, depuis le chancre et la plaque muqueuse, jusqu'à la gomme et aux accidents tertiaires ; la lèpre des arabes, le lupus, les tubercules de la morve et du farcin, sont rangés dans ce groupe.

Genres de tumeurs lymphatiques. — Leur structure rappelle celle des ganglions lymphatiques. A ce genre appartiennent :

1° Les *Lymphômes leucémiques*, ce sont les hypertrophies ganglionnaires, qui accompagnent la leucémie (Wirchow) ou leucocythémie (Bennet) ou lymphadénie (Ranvier).

2° Les *Lymphômes typhoïdes*, ou altération des plaques de Payer dans la dothiénentérie.

3° *Scrofulose* et toutes les manifestations de la diathèse.

4° *Lymphômes simples hyperplasiques* ou hypertrophie ganglionnaire simple : amygdales, follicules de l'intestin, rate.

5° *Tuberculose* et tous ses produits.

6° Le *sarcome lymphatique*, qui comprend les tumeurs que nous désignons aujourd'hui sous les noms de lymphosarcomes, lymphadénomes.

7° *Tumeurs strumeuses*, dénomination tout particulièrement réservée au goître et aux autres tumeurs de la glande thyroïde.

Genre des Myômes, — *A*. Myôme à fibres striées ou striocellulaire (Rhabdomyôme) y compris la macroglossie. — *B*. Myômes à fibres lisses ou lœvicellulaires (Leiomyômes) hypertrophie de la prostate, myômes utérins.

Genre des névrômes. —*A*. Névrômes fibrillaires, composés de fibres nerveuses. — *B*. Névrômes cellulaires, composés de cellules nerveuses.

Genre des Angiômes. — Productions vasculaires.

Cancroïdes et Carcinomes. — Virchow leur reconnaît une origine analogue à celle des sarcomes. Le point d'origine est encore dans les tissus à substance conjonctive. Mais, tandis que le sarcome est dû à une *métaplasie*, à une simple transformation des cellules, évoluant toujours dans le type général du tissu qui lui a donné naissance, le cancroïde et le carcinome, au contraire, sont produits par un développement *hétéroplasique* des cellules, lesquelles abandonnent le type conjonctif pour devenir des cellules épithéliales.

Tel est, dans ses détails, le système des tumeurs de Virchow. On le voit, il a le grave défaut de ne pas reposer sur une base unique, partout la même. Les deux premières classes, en effet, reposent entièrement sur l'aspect macroscopique, sur les apparences extérieures. Elles sont à rayer d'une classification rationnelle des tumeurs, sous peine de retomber dans les mêmes errements que les galéniens.

La troisième classe, celle des tumeurs proliférantes, est seule basée sur la théorie du développement continu, par conséquent sur l'aspect microscopique. C'est la seule aussi, de tout ce système, qui corresponde *à peu près* au groupe pathologique des tumeurs, tel qu'on doit le comprendre aujourd'hui. Et encore, faudrait-il en retrancher une bonne partie : les psammômes, les mélanômes, les gliômes, les granulômes, les tumeurs lymphatiques, sauf les lymphadénômes, tous ces genres doivent entièrement être supprimés.

Ainsi, du seul exposé de cette classification, il ressort nettement :

1° Que le cadre en est beaucoup trop vaste et comprend une foule d'affections qui ne reconnaissent nullement, comme origine, une prolifération cellulaire active, et qui partant ne sauraient être considérées comme des tumeurs ;

2° Que le système manque d'une base fondamentale et constante ;

3° Enfin, je me contente de signaler ici, sauf à y revenir plus tard, l'erreur dans laquelle tombe Virchow au sujet du développement du sarcome, du cancroïde et du carcinome. Son opinion, sur ce point, peut être en parfait accord avec sa théorie fondamentale du développement continu : mieux encore, dans l'intérêt de cette même théorie, il fallait qu'il en fût ainsi. Mais elle n'est certainement pas en harmonie avec les faits. Nous verrons bientôt à quelle explication, bien plus plausible et plus rationnelle on doit se rattacher, touchant l'origine et la nature des tumeurs en question.

Classification de Follin.

Le principe de cette classification est la théorie des blastèmes pathologiques de Robin et Broca. Dans sa division, Follin se laisse guider tantôt par l'aspect microscopique, tantôt par l'aspect macroscopique, tantôt même par la cellule spécifique qu'il admet être le caractère essentiel du cancer et du tubercule. Mais, comme l'anatomie pathologique microscopique entre pour une large part et domine peut-être dans la classification, j'ai cru devoir la placer dans ce chapitre.

A. *Pseudoplasmes homœomorphes :*

1° *Kystes* (séreux, glandulaires, vasculaires, c'est-à-dire qu'ils sont dus à la transformation des nœvi, kystes proligères ou cysto-sarcomes, kystes dermoïdes, kystes à entozoaires),

2° *Fibrômes* ; 3° *Tumeurs hypertrophiques : adénômes*; 4° *Hétéradénômes*; 5° *Lipômes* ; 6° Tumeurs érectiles, Angionome ; 7° Tumeurs cartilagineuses, Enchondrome ; 8° Tumeurs osseuses, Ostéome ; 9° Tumeurs mélaniques non cancéreuses. Mélanome.

B. *Pseudoplasmes hétéromorphes* :

1° Tumeurs épithéliales. Epithéliome ;

2° Tumeurs fibro-plastiques. Plasmome ;

3° Tumeurs cancéreuses. Carcinôme ;

4° Tubercules.

Classification de Fœrster (1).

Le plan général en est reproduit dans l'ouvrage de Cornil et Ranvier.

Elle comprend :

1° Les tumeurs formées par un tissu simple : Fibromes, Ostéomes ;

2° Les tumeurs formées par un complexus organique ayant son analogue dans l'économie : Papillomes, Kystes ;

3° Les tumeurs formées par des cellules ayant leurs analogues dans l'économie, mais ne montrant pas la

(1) Cornil et Ranvier, *Histologie path.*, t. I, p. 141.

disposition qu'elles affectent à l'état physiologique : Sarcome, Carcinome, Epithéliome, Tumeurs lymphatiques, qui comprennent elles-mêmes les lésions de la fièvre typhoïde, les tubercules, les gommes syphilitiques et les lymphomes.

Les deux premiers groupes de cette classification reposent sur les caractères du tissu dont est formée la tumeur ; tandis que la disposition de l'élément cellulaire sert de base au troisième. A ce premier point de vue, elle est donc défectueuse. Mais, en outre, elle a le grave inconvénient de réunir dans un même groupe les tumeurs les plus dissemblables anatomiquement et cliniquement, par exemple : Papillomes et Kystes, Carcinome et Lymphome.

Classification de MM. Cornil et Ranvier.

Elle est basée uniquement sur l'analogie des tumeurs avec les tissus normaux. Elle est donc une application stricte et fidèle du principe de Müller.

Premier Groupe — Tumeurs constituées par un tissu analogue au tissu embryonnaire. Or, on sait que tissu embryonnaire signifie tissu composé d'éléments jeunes en voie de développement, éléments indifférents, aptes à constituer tel ou tel tissu adulte, selon le type vers lequel ils évoluent définitivement. Ce groupe ne comprend qu'un seul genre, le *Sarcome*.

— MM. Cornil et Ranvier en décrivent plusieurs variétés.

D'après la forme des cellules il y a lieu de distinguer :

1° Le sarcome encéphaloïde, dont les cellules sont petites et globuleuses. C'est du tissu embryonnaire pur ;

2° Le sarcome muqueux, où les cellules ont subi la transformation muqueuse ;

3° Le sarcome lipomateux, dont les cellules sont remplies de gouttelettes de graisse ;

4° Le sarcome mélanique, dans lequel les cellules sont imprégnées de pigment.

D'après l'ébauche d'organisation qu'a subi le tissu embryonnaire on peut encore admettre :

5° Le sarcome fasciculé, où les éléments devenant fusiformes représentent le premier stade de transformation conjonctive ;

6° Le sarcome myéloïde. Le tissu embryonnaire tend à reproduire la structure de la moelle osseuse ;

7° Sarcome ossifiant ;

8° Sarcome névroglique (Glyôme de Wirchow) ;

9° Sarcome angiolithique(Psammome de Wirchow). Le tissu morbide tend à prendre la disposition vasculaire du plexus choroïde.

Deuxième Groupe. — Tumeurs constituées par un tissu analogue au tissu conjonctif. Autant de genres que de variétés du tissu conjonctif :

1° Tissu conjonctif muqueux : *Myxôme*.

2° — fibreux : *Fibrôme*.

3° — adipeux : *Lipôme*.

4° — ayant subi, par suite d'une aberration de nutrition, soit une hypertrophie de ses cellules : *Carcinome*.

5° Soit une atrophie : *Tubercules, gommes syphilitiques, granulations morveuses*.

Troisième Groupe. — Tumeurs formées de tissu cartilagineux : *Chondrôme*.

Quatrième Groupe. — Tumeurs composées de tissu osseux : *Genre Ostéome*.

Cinquième Groupe. — Tumeurs formées de tissu musculaire lisse : *Myôme à fibres lisses*.

Tissu musculaire strié : *Myôme à fibres striées*.

Sixième Groupe. — Tumeurs formées de tissu nerveux.

Cellules nerveuses : *Névrôme médullaire*.

Tubes nerveux : *Névrôme fasciculé*.

Septième Groupe. — Tumeurs formées de vaisseaux sanguins ou *angiomes*.

Huitième Groupe. — Tumeurs constituées par des vaisseaux lymphatiques : *Lymphangiomes*.

Par du tissu des ganglions lymphatiques : *Lymphadénomes*.

Neuvième Groupe. — Tumeurs ayant leur type dans le tissu épithélial.

1° Tissu épithélial nouveau disposé en îlots ou en masses n'ayant pas la forme d'organes définis : *Epithéliomes* ;

2° Tissu épithélial recouvrant des papilles; tels sont les *papillômes;*

3° Le tissu épithélial affecte la disposition des glandes : *adénômes.*

4° Le tissu épithélial tapisse une cavité kystique : *kystes;*

Dixième Groupe. — Tumeurs mixtes, offrant réunies un grand nombre de tissus. Elles se rencontrent surtout pendant la vie intra-utérine.

Telle qu'elle est, cette classification représente, sur toutes celles que nous avons vues jusqu'ici, un progrès incontestable. Elle s'appuie sur une loi constante : l'analogie des tumeurs avec les tissus normaux. Et à ce point de vue, elle a sur les autres l'immense avantage d'être au moins rationnelle. Mais cette loi d'analogie des tissus, prise comme règle de conduite, est, croyons-nous, beaucoup trop large et trop explicite. Dans cette voie, il est trop facile de faire fausse route. En effet, pour saisir la disposition générale du tissu morbide on peut avoir recours, soit à l'aspect macroscopique, soit aux données plus précises du microscope. Pour arriver à quelque résultat et ne pas s'égarer, il faut choisir un de ces deux moyens et s'y astreindre fidèlement, en l'appliquant successivement au tissu morbide et à son analogue dans les tissus normaux. Sinon, on n'arrive qu'à la confusion. Et encore, si on prend l'histologie comme guide, un tissu est quelque chose de complexe, qui comprend des éléments cellullaires essentiels et une partie accessoire, le stroma. Lequel choisira-t-on de ces deux points de comparaison ? L'élément cellulaire sans doute, comme le plus important. Et alors dans chaque tumeur, c'est la cellule qu'il faudra considérer ; c'est d'après les caractères particuliers de cet élément qu'il faudra déterminer le groupe auquel appartient la tumeur. C'est en effet la première condition pour une bonne classification, d'avoir une base unique et toujours la même. Or, ce n'est pas le cas pour la classification de MM. Cornil et Ranvier. Les caractères distinctifs sont fournis tantôt par l'aspect macroscopique, comme pour les kystes séreux, muqueux et colloïdes, tantôt par l'aspect microscopique. Et dans ce dernier cas, c'est tantôt le type cellulaire, tantôt le stroma, tantôt les deux à la fois, qui servent de base de division. Ainsi, par exemple, la distinction de l'épithélioma n'est basée que sur l'aspect spécial des cellules épithéliales ou épidermiques, puisque le stroma n'existe pour ainsi dire pas. Dans le myxôme, ce n'est pas la cellule conjonctive qui est caractéristique, mais bien uniquement la substance muqueuse intercellulaire. Dans le carcinome ce sont les deux ensemble : « Les cellules du carcinome n'ont rien de caractéristique par elles-mêmes, aussi faut-il, pour assurer l'existence d'un carcinome, reconnaître à la fois la nature alvéolaire de son stroma et la forme des cellules qu'il contient. » (Cornil et Ranvier, *Histologie pathologique*, page 216).

En outre, on pourrait reprocher encore à cette classification de conserver parmi les tumeurs, les kystes par rétention et par dilatation, les gommes syphilitiques, les tubercules et les granulations morveuses.

Enfin, une autre erreur est de considérer le carcinome comme une tumeur conjonctive. Il paraît bien démontré et définitivement accepté aujourd'hui que le carcinome est d'origine épithéliale.

Classification de Lancereaux.

Il divise les néoplasmes en deux classes

Première classe : Néoplasmes, nés au sein des tissus formés par le feuillet moyen du blastoderme. Ce sont :

I. *Les néoplasies du tissu conjonctif.*

1° L'*endothéliome*, développé aux dépens des éléments endothéliaux des cavités séreuses, y compris l'arachnoïde, où cette espèce de tumeur se développe souvent. Elle avait été décrite par Cruveilhier sous le nom de fibrophyte de la dure-mère ; Cornil et Ranvier la décrivent sous le nom de sarcome angiolithique, parce qu'elle tend à prendre la disposition vasculaire du plexus choroïde ; nous l'avons vu figurer dans la division de Virchow, sous le titre de psammôme. D'après Lancereaux, cette tumeur proviendrait d'un tissu embryonnaire ;

2° Le *lymphôme* ou néoplasie du tissu conjonctif réticulé ou tissu lymphatique ;

3° *Myxôme ;*

4° Le *lipôme ;*

5° Le *chondrôme ;*

6° L'*ostéome ;*

7° Les *fibromes :* A. Fibromes adultes ; B. *Fibromes embryonnaires*, ces derniers comprenant deux variétés : le fibrome globo-cellulaire ou sarcome encéphaloïde de Cornil et Ranvier et la fibrome fuso-cellulaire ou tumeur fibro-plastique de Lebert.

II. Les *néoplasies vasculaires :*

1° Sanguines (aimongiomes) ;

2° Lymphatiques (lymphangiomes).

III. Les *néoplasies musculaires* ou *myômes :*

1° Fibres striées (rhabdomyômes) ;

2° Fibres lisses (leiomyômes).

Deuxième classe. — Néoplasmes des tissus provenant des feuillets externe et interne du blastoderme.

I. *Néoplasies épithéliales.* — Deux genres :

A. *Néoplasies homoplastiques* ou *typiques* (tissu de la tumeur ne diffère pas du tissu normal) :

1° Néoplasmes épidermiques diffus (icthyose) ou circonscrits (kératoses, cornes cutanées) ;

2° Néoplasmes glandulaires : adénome.

B. *Néoplasies épithéliales hétéroplastiques* ou *atypiques* tissu de la tumeur différant en structure du tissu épithélial normal). Ce sont les *épithéliomes*, qu'il divise en :

1° Epithéliomes pavimenteux ;

2° Epithéliomes cylindriques ;

3° Epithéliomes glandulaires ou carcinomes.

II. *Néoplasies nerveuses* ou névrômes.

Cette classification diffère de la précédente en ce qu'elle établit d'abord une division générale d'après l'origine blastodermique du tissu normal, sur lequel se développe le néoplasme. En vérité, on ne voit pas trop l'avantage de cette modification. D'ailleurs les divisions secondaires sont basées uniquement sur l'analogie des néoplasies avec les tissus normaux, comme dans la classification de MM. Cornil et Ranvier. Elle a pourtant sur cette dernière l'avantage d'indiquer nettement l'origine glandulaire du carcinome et de supprimer les kystes du groupe des tumeurs. A ce point de vue, l'auteur est même allé beaucoup trop loin, puisqu'il n'a même pas conservé le kyste dermoïde, la loupe, qui sont certainement de véritables néoplasmes.

Classification de MM. Poullet et Bousquet (1).

I° *Tumeurs d'origine conjonctive.*

A. Simples : Kyste, lipôme, fibrome, Myxome.
B. Infectieuses : Sarcome.

II° *Tumeurs d'origine épithéliale.*

A. Type normal (bénignes) : Papillome et adénome.

B. Atypiques (infectieuses). Epithéliome, carcinome.

III° Tumeurs constituées par :

1° Tissu cartilagineux : *Chondrôme.*
2° Tissu osseux : *Ostéome.*
3° Tissu musculaire : *Myôme.*
4° Tissu lymphatique : *Lymphadénôme.*
5° Tissu vasculaire : *Angiôme.*
6° Tissu nerveux : *Névrôme.*

---

(1) Poullet et Bousquet, *Traité de pathologie Ext.*, t. 16 p. 37.

Classification de M. Heurtaux (1).

Premier Groupe : Tumeurs constituées par un tissu se rattachant à l'un des tissus de substance conjonctive :

A Tissu embryonnaire : *Sarcome.*

B. Tissu plus avancé dans son évolution : Fibrôme, Myxome, Lipôme, Chondrome, Ostéome.

Deuxième Groupe : Tumeurs caractérisées par la présence d'éléments épithéliaux ou épithélioïdes :

A. Epithélium revêtant des culs-de-sac ou des cavités sans tendance à l'infiltration : *Adénômes, kystes.*

B. Eléments épithéliaux infiltrés dans les tissus : *Epithéliome, carcinome.*

Troisième Groupe : Tumeurs formées par des vaisseaux sanguins : Angiomes.

Quatrième Groupe : Tumeurs ayant leurs analogues dans le système lymphatique :

A. Dans les vaisseaux : *Lymphangiomes.*

B. Dans les ganglions : *Lymphadénômes.*

---

(1) Heurtaux, art. Tumeurs du *Dict, de Médecine et de Chirurgie,* t. 36, p. 329.

Cinquième Groupe : Tumeurs formées par du tissu musculaire : *Myômes.*

Sixième Groupe : Tumeurs constituées par du tissu nerveux.

A. Par des cellules : *Névromes médullaires.*

B. Par des fibres : *Névromes fasciculés.*

Septième Groupe : Tumeurs complexes :

A. Par addition d'éléments pigmentaires : Mélanomes.

B. Par combinaison de deux ou plusieurs tissus (variétés nombreuses : sarcome ossifiant, fibrome myxomateux, carcinome télangiectasique).

Ces deux dernières classifications, celle de MM. Poullet et Bousquet et celle de M. Heurteaux, ressemblent beaucoup à celle de MM. Cornil et Ranvier. Elles sont édifiées sur la même base ; elles sont donc susceptibles des mêmes reproches. Nous tenons cependant à faire remarquer que ces auteurs ont parfaitement reconnu l'origine épithéliale du carcinome, et qu'ils ont ainsi évité l'erreur où sont tombés MM. Cornil et Ranvier en rattachant le carcinome au groupe des tumeurs d'origine conjonctive.

CHAPITRE V.

CLASSIFICATION DE M. BARD, BASÉE SUR LA PHYSIOLOGIE PATHOLOGIQUE.

L'anatomie pathologique macroscopique ou microscopique, sert de base à toutes les classifications énumérées dans les trois chapitres précédents. C'est en comparant la structure du tissu d'une tumeur à celle des tissus de l'organisme, c'est en découvrant leurs rapports et leurs différences, que depuis Laënnec, tous les auteurs ont établi leurs divisions. Dans toutes, l'étude de la physiologie pathologique des tumeurs a été négligée ou reléguée au second plan. On sait à quelles erreurs elles ont abouti ; on sait de quelle obscurité elles ont pendant longtemps entouré ce chapitre si important de la pathologie. Aujourd'hui encore, malgré les progrès incontestables accomplis par l'intervention si précieuse de l'histologie pathologique, toutes les difficultés sont loin d'être résolues. En consultant les ouvrages, même les plus récents, traitant spécialement cette question, il est impossible de se faire une idée nette de l'origine, de l'évolution et de la nature des tumeurs. S'agit-il de les classer? On hésite, on ne sait à quelle base avoir recours. Dans le doute, on s'appuie tantôt sur des faits cliniques, tantôt sur les données de l'anatomie pathologique, souvent sur les deux à la fois, et finalement on arrive à des conclusions incertaines, erronées même, que la clinique vient bientôt contredire. En vérité, devons-nous nous en étonner? Assurément non. Pas plus que nous ne devrions nous étonner de ne pas connaître le corps humain, si nous nous contentions d'en apprendre l'anatomie, de connaître la structure histologique de ses divers organes, et si nous négligions de nous instruire sur les grandes fonctions de l'organisme, sur les propriétés de chaque organe, de chaque système ; si nous ignorions son origine, les lois de son accroissement, les lois qui régissent le corps tout entier aux différentes périodes de la vie, si nous ignorions en un mot sa physiologie.

Et bien, il en est des tumeurs comme de l'organisme. Ainsi que le dit M. Bard : « L'étude de leur anatomie pathologique ne doit servir, en quelque sorte, que de préparation et de document pour l'étude de leur *physiologie pathologique.* »

Ce dernier chapitre est consacré tout entier à l'étude des travaux si importants et si originaux de notre Maître sur la question. Nous les exposerons le plus fidèlement possible, en nous guidant sur le Mémoire déja cité plusieurs fois, et en nous inspirant des idées qu'il nous a tout particulièrement soumises en vue de notre thèse.

Et d'abord, quelle est l'origine, quelle est la nature fondamentale des tumeurs ? « La tumeur est une néoplasie qui reconnaît comme origine une *multiplication cellulaire active*, née sous l'influence d'une cause étrangère à tout travail inflammatoire proprement dit. » Cette définition seule assigne des limites toutes naturelles à la question. Toutes les altérations des tissus qui ne reconnaissent pas pour origine une prolifération cellulaire, sont par là même exclues du cadre des néoplasmes ainsi compris : Et je ne veux pas faire allusion ici aux nombreuses affections que Cruveilhier, et plus près de nous Broca, Robin et Wirchow ont fait entrer dans leur classification ; j'ai surtout en vue les hygromas, les ganglions synoviaux de Gosselin, et en un mot tous les kystes par dilatation et par rétention des produits sécrétés, les kystes à échinocoques ou à cysticerques, que l'on réunit sous le titre de kystes hydatiques, toutes affections que l'on voit encore figurer bien à tort dans les classifications les plus récentes.

Mais ce n'est pas tout. Pour qu'une « Tumeur » mérite bien ce nom, il ne suffit pas qu'elle soit due à une prolifération cellulaire. Il faut encore qu'elle soit étrangère à tout travail inflammatoire. Or, le tubercule, la gomme syphilitique, la granulation morveuse, sont des processus inflammatoires spécifiques. A ce titre ils doivent être rayés du cadre des tumeurs.

Ainsi la conséquence de la définition, telle que l'a donnée notre maître, est de faire de la tumeur une entité morbide bien caractérisée, bien distincte des entités morbides voisines.

Mais poursuivons l'étude de la théorie nouvelle. La tumeur, avons nous dit, est une prolifération cellulaire. Elle ne consiste donc plus réellement dans le développement exagéré et pathologique de toutes les parties constituantes d'un tissu normal. Elle n'a plus, comme le disait Müller, son analogue dans un tissu sain de l'économie. Il faut remonter plus haut encore ; c'est dans la cellule normale elle-même prise en particulier, dégagée de toutes les parties accessoires, qu'il faut désormais rechercher l'origine et la nature des tumeurs.

Sans doute l'idée de reconnaître dans la tumeur le résultat d'une prolifération cellulaire ne date pas d'aujourd'hui. Déjà Wirchow a voulu les faire dériver toutes de la cellule conjonctive par des métaplasies ou transformations successives. Le sang, et plus spécialement dans le sang la cellule migratrice ont été incriminés par Conheim. Dans la théorie de Kœlliker la cellule embryonnaire était un élément indifférent, susceptible de se transformer en toute espèce de tissu. Mais dans toutes ces théories il restait une inconnue. Il fallait saisir et expliquer le mécanisme physiologique, par lequel un même élément cellulaire normal toujours identique, cellule conjonctive, globule blanc ou cellule embryonnaire, pouvait reproduire des variétés si nombreuses de cellules pathologiques. Wirchow invoquait un phénomène de métaplasie, d'autres une force catalytique. Mais finalement ni l'une ni l'autre n'expliquaient rien : le problème restait insoluble. Dans la théorie de M. Bard, cette inconnue n'existe pas. Et ce seul fait suffirait à lui assurer une supériorité incontestable sur les autres.

M. Bard a résolu la difficulté en créant la notion nouvelle et parfaitement rationnelle de la spécificité absolue des éléments anatomiques différenciés. Qu'est-ce donc que cette spécificité ? Voici la définition que nous retrouvons dans le Mémoire de notre Maître dans les archives de physiologie.

« Il faut entendre par spécificité des éléments anatomiques ce fait que les divers types cellulaires constituent tout autant de familles, de genres et d'espèces, qui, comme les familles, les genres, les espèces animales, peuvent bien remonter dans la série ancestrale à une souche commune, mais qui ont poursuivi leur évolution collatérale et sont devenues inaptes à se transformer les unes dans les autres. »

A l'état normal, les éléments anatomiques, qui constituent nos tissus, se renouvellent incessamment. Les lois qui régissent l'organisme veulent que, dans les conditions normales, la quantité d'éléments qui naissent au sein des tissus, soit proportionnée au nombre de ceux qui se détruisent. Mais que, sous l'influence d'une incitation de nature inconnue, cette harmonie et cet équilibre soient rompus, qu'en résultera-t-il? un développement exagéré « plus ou moins tumultueux » (le mot est de M. Bard) d'éléments embryonnaires se produira au niveau même du groupe cellulaire, qui est le siège de l'incitation anormale. C'est le point de départ de la tumeur.

Mais les cellules embryonnaires, qui ont ainsi pris naissance, ne sont plus des éléments indifférents, susceptibles, par un phénomène de métaplasie, de se transformer en un tissu quelconque, comme l'entendaient Kolliker et Virchow. Non, elles sont spécifiques et différenciées dès leur origine. Elles portent en elles une Force originelle qui leur fait une loi de reproduire dans leur évolution ultérieure le type ancestral, d'où elles dérivent. En somme, c'est la loi d'atavisme qui régit le processus formatif des tumeurs, comme elle régit la reproduction des tissus normaux, comme elle régit aussi la reproduction des races et des espèces animales. Et il serait tout aussi inutile de rechercher l'explication de ce phénomène, de cette loi qui veut que la cellule embryonnaire reproduise la forme et les aptitudes de la cellule-mère, que de chercher à expliquer pourquoi l'enfant reproduit les traits de ses aïeux. La spécificité de la cellule-mère s'est transmise à la cellule jeune; et dans le développement ultérieur qui le conduira à l'état adulte, celle-ci ne s'écartera certainement pas du type atavique.

Sans doute, il serait difficile, avec les moyens de technique que nous possédons, de trouver dans la cellule embryonnaire nerveuse, par exemple, des caractères qui permettent de la distinguer d'une cellule embryonnaire musculaire ou autre. Mais cette distinction n'en existe pas moins. Elle s'accuse de plus en plus à mesure que l'élément jeune se développe et approche de l'état adulte

Quoi qu'il en soit, il est certain que l'élément jeune, né par prolifération d'une cellule nerveuse, reproduira constamment la cellule nerveuse, à la condition, bien certainement, qu'une cause quelconque ne l'arrête pas dans son développement, et qu'il puisse arriver à l'état d'adulte. Mais jamais il ne se transformera en un autre type cellulaire; jamais, par exemple, il ne formera une cellule musculaire; et cela, en vertu de sa spécificité.

On est ainsi conduit à la notion de la spécificité de la tumeur. Mais, expliquons-nous bien, cette spécificité de la tumeur n'est autre que celle qui appartient en propre à la cellule; elle n'appartient pas à la structure totale du tissu. Il en résulte que la cellule doit désormais être considérée comme le seul élément essentiel, distinctif dans la tumeur. C'est la cellule qui fait la tumeur telle et non pas telle autre; elle lui imprime un cachet d'originalité qui la sépare de toute autre tumeur voisine. Le stroma, la substance intercellulaire entrent dans sa composition comme un élément accessoire et complémentaire.

On comprend maintenant comment M. Bard a pu dire : « Toute tumeur est fille d'un groupe cellulaire de même type dans l'organisme normal », différant en cela de Müller, qui disait : Le *tissu* d'une tumeur a son analogue dans un tissu de l'organisme. »

Et comme l'hyperplasie cellulaire, qui constitue le néoplasme, peut frapper indistinctement tous les groupes de cellules, M. Bard a pu dire avec autant de raison, que « chaque groupe cellulaire de l'organisme peut devenir le point de départ d'une tumeur distincte des autres. »

Avant d'aller plus loin, tirons des prémices, que nous venons de poser, une conclusion, qui en découle naturellement :

Il existe autant de genres différents de tumeurs, qu'il y a de types cellulaires distincts dans l'organisme,

A la cellule épidermique correspond le genre des tumeurs du type épithélial de revêtement; à la cellule nerveuse, le genre des tumeurs du type nerveux;

ainsi de suite. Notons avec soin cette division générale ; car elle domine toute la classification, que nous aurons à exposer bientôt.

A l'état normal, la cellule embryonnaire différenciée, suivant la loi naturelle de son développement, atteint toujours l'état adulte. En est-il de même dans la prolifération cellulaire qui constitue la tumeur ? Dans certains cas, assez nombreux, il est vrai, les choses ne se passent pas autrement. La tumeur reproduit alors exactement le type de la cellule normale, qui lui a donné naissance. Le papillome et l'adénôme en sont des exemples frappants. Il peut même se faire que, dans ce cas, le tissu pathologique hérite des propriétés les plus particulières de la cellule mère, à tel point que, dans le kyste dermoïde, la cellule dermique proliférée reconstitue des poils et des glandes sébacées. Mais il arrive fréquemment aussi que, sous l'influence de l'incitation anormale et peut-être d'une insuffisance de nutrition, les éléments jeunes proliférés sont brusquement arrêtés à un degré plus ou moins avancé de leur évolution, sans qu'ils puissent atteindre le type adulte. Ils donnent alors naissance à une tumeur de forme embryonnaire. C'est ce qui se produit pour l'épithéliome lobulé, par exemple. Dans ce néoplasme en effet, les éléments jeunes n'ont pu atteindre l'état adulte, représenté par la cellule épidermique. Ils ont été arrêtés dans leur développement et fixés dans la forme des cellules du corps muqueux de Malpighi.

Chaque type de tumeur peut donc à son tour être subdivisé en deux variétés : 1° Forme adulte ; 2° Forme embryonnaire. Or, si on veut bien dès maintenant jeter un coup d'œil sur la classification exposée à la page 94, on verra que toutes les tumeurs de forme embryonnaire sont des tumeurs réputées malignes, tandis que les tumeurs de forme adulte sont essentiellement bénignes.

Cette loi n'est absolue qu'autant que l'on compare entr'elles une forme adulte et une forme embryonnaire du même type ; par exemple : le papillome et l'épithéliome lobulé, qui appartiennent tous deux au type épithélial de revêtement. Elle cesse d'être vraie, ou tout au moins elle risque d'être fausse, si on prend comme sujets de comparaison deux tumeurs de types différents.

Il est cependant deux espèces de néoplasmes, qui semblent tellement se soustraire à la loi commune, qu'il viendra certainement à l'esprit de beaucoup de les opposer aux idées, que nous cherchons à défendre.

Je veux parler des bourgeons charnus et du carcinome. Les bourgeons charnus, va-t-on dire sans doute, sont uniquement constitués par des cellules embryonnaires ; et cependant ils sont bien le type des néoplasies bénignes. Mais, répondrons-nous, s'il est vrai que le bourgeon charnu soit le type de la néoplasie bénigne, il est aussi le type des produits inflammatoires. Et, à ce titre, il ne saurait être considéré comme une tumeur, dans le sens physiologique du mot. Il est donc tout naturel qu'il échappe aux lois qui régissent cette dernière.

Le carcinome, objectera-t-on d'autre part, est de sa nature extrêmement malin. Or, on reconnaît aujourd'hui dans sa structure histologique des éléments parfaitement développés. Comment donc concilier ce fait avec la théorie que je défends ? La chose est facile. Le carcinome appartient au type épithélial glandulaire. Ses éléments, pris isolément, peuvent bien avoir les apparences extérieures de l'état adulte ; mais, comparés aux cellules normales du type auquel ils appartiennent, ils représentent un stade embryonnaire de leur évolution ; car ils ne jouissent pas de la propriété sécrétoire, inhérente à la cellule glandulaire complètement développée.

Ainsi donc ces deux faits, qui paraissaient en désaccord avec la règle générale, y rentrent bien en réalité. Ils ne peuvent rien contre cette loi absolue et constante, qui veut que : toute tumeur de forme adulte soit bénigne ; toute tumeur de forme embryonnaire, maligne.

M. Bard en donne une raison physiologique : Qu'est-ce, en effet, que la malignité, sinon la tendance d'une tumeur à la rapidité de l'accroissement local, et à la production d'une généralisation à distance ? Or ces deux caractères s'accordent à merveille avec la physiologie de la cellule embryonnaire. Mais laissons plutôt parler notre maître :

« Les cellules, comme les individus, dit-il à la « page 262 de son Mémoire, ne se reproduisent que « pendant une certaine période de leur vie, et les « cellules vieillies, qui prédominent dans les formes « adultes, sont celles qui sont précisément perdues « pour la reproduction ; de là l'accroissement incom- « parablement plus rapide des formes embryonnaires. « D'autre part, les cellules des formes embryonnaires « restent jeunes et ne parviennent pas à sécréter les « substances intercellulaires diverses qui soudent, en « une masse plus ou moins compacte, les cellules des « tissus adultes, de là leur départ plus facile dans les « voies circulatoires lymphatiques ou sanguines. De « plus, ces cellules jeunes, ainsi emportées, sont dans « les meilleures conditions de vitalité et de reproduc- « tion ; elles se greffent facilement là où les porte le « courant et donnent ainsi naissance, par leur hyper- « plasie, à un noyau secondaire, qui subira d'ailleurs « la loi de spécificité cellulaire comme celui qui lui « a donné naissance. Par contre, les cellules vieillies « des formes adultes ne sont pas aussi facilement en- « traînées et, d'autre part, quand elles peuvent « l'être, elles sont dans des conditions physiologi- « ques qui ont grande chance de rendre la greffe « stérile. »

La subdivision de chaque genre ou type de tumeur en : forme embryonnaire et forme adulte, est donc à la fois physiologique et clinique. Bref, nous revenons ainsi à la vieille division des anciens en : malignes et bénignes. Et comme le dit M. Reclus : « Bien qu'il « y ait entre ces deux classes tous les intermédiaires « et qu'on ne sache à laquelle des deux attribuer cer- « tains néoplasmes tantôt bénins, tantôt malins, cette « vieille division est peut être encore la meilleure que « la clinique possède (1) ». Cette distinction, qui s'imposait déjà à l'esprit observateur des anciens, doit être conservée plus précieusement que jamais, aujourd'hui qu'elle repose sur la physiologie pathologique elle-même.

La classification de M. Bard aura donc encore sur les précédentes l'immense avantage d'avoir concilié, sur cette question si importante, la Théorie et la Clinique. Ce rêve si cher aux chirurgiens et si longtemps poursuivi en vain par les anatomo-pathologistes depuis Laënnec, devient une réalité.

La notion de la spécifité cellulaire, appliquée à l'élément proliféré de la tumeur, conduit encore à penser que celle-ci empruntera à la cellule normale de l'organe où elle se développe, ses caractères distinctifs, ses propriétés spéciales. Il en résultera pour

---

(1) Reclus. Traité de Path. ext. t. I. p. 159.

la tumeur un habitus, un aspect physiologique nettement différenciés. De sorte qu'une tumeur de tel organe ne se comportera pas, dans ses différentes manifestations, comme une tumeur de tel autre organe. Il faut donc abandonner les descriptions des tumeurs communes à plusieurs organes. Il faut, au contraire, revenir encore à la pratique des anciens et étudier les tumeurs séparément dans chaque organe, selon le type cellulaire qui l'a produite. Cette notion, en effet, les anciens n'avaient pas manqué de l'utiliser, ainsi que je l'ai fait remarquer au commencement de ce travail. Mais, il faut bien le dire, elle était chez eux une démonstration de leur ignorance. Car s'ils distinguaient les tumeurs d'après l'organe où elles se développaient, ce n'est pas parce qu'ils leur reconnaissaient des caractères différents, mais bien parce que, dans l'état de la science à cette époque, ils ne pouvaient trouver d'autre base de division que le siège lui-même de la tumeur. Aujourd'hui, au contraire, cette distinction est voulue et parfaitement raisonnée, ainsi que le prouve la théorie nouvelle.

Mais de plus, dans chaque organe, une tumeur présentera des degrés différents de malignité et de bénignité correspondant aux différents degrés du développement de ses cellules. Plus les éléments sont jeunes, plus la tumeur sera maligne ; plus elle se rapprochera de l'état adulte, plus elle sera bénigne. Il y aura ainsi une foule de degrés intermédiaires, que l'on conçoit parfaitement, mais qu'il serait impossible de traduire.

Enfin, la théorie si ingénieuse et si rationnelle de notre Maître explique encore pourquoi les tumeurs sont toujours extrêmement malignes chez les jeunes sujets : les sarcomes du sein chez les jeunes filles, les cancers de l'estomac chez les individus au-dessous de trente ans (1). C'est qu'en effet, cette époque de l'existence est surtout une période de développement normal de tout l'organisme. Toutes les cellules sont sous le coup d'une excitation physiologique incessante qui les force à s'accroître et à se multiplier. Qu'une incitation proliférative anormale frappe à ce moment une partie quelconque du corps, elle trouvera, à coup sûr, un état tout particulier de réceptivité des cellules, qui ne demandent, pour ainsi dire, qu'à produire des éléments embryonnaires. Dans ces conditions, la néoplasie aura incontestablement une marche excessivement rapide. Et cette rapidité sera d'autant plus grande que l'on aura affaire à des sujets plus jeunes.

Il nous reste à mettre en lumière un dernier point, qui n'est certes pas un des moins importants et des moins intéressants ; car il montrera une fois de plus combien est rationnelle la théorie de notre maître, et

---

(1) Bard *Du Cancer précoce de l'Estomac* (*Lyon-Médical*, 1884) et Mathieu, Thèse de Doctorat, Lyon, 1884.

comment elle arrive à concilier, sous tous les rapports, la pathologie et la clinique. La notion de la spécificité semble, en effet, s'opposer absolument à l'idée de la transformation des tumeurs bénignes en tumeurs malignes, transformation, à l'appui de laquelle la clinique apporte pourtant des faits irrécusables. Comment, en effet, une tumeur bénigne, formée d'éléments fixes, qui ont une évolution déterminée, toujours la même, peut-elle revêtir, à un moment donné, la marche et les symptômes d'une forme maligne ? La question, au premier abord, ressemble bien plutôt à une objection. Mais, heureusement, la théorie nouvelle a les moyens d'y répondre. Bien plus, elle fournit une raison physiologique à ce phénomène, que les cliniciens subissaient sans pouvoir l'expliquer. Au début, en effet, l'incitation anormale, qui a provoqué la prolifération cellulaire néoplasique, a été assez forte pour faire progresser suffisamment les éléments embryonnaires et leur faire atteindre l'état adulte. Dans ces conditions, la tumeur qui en résulte est bénigne. Mais, dans le mouvement incessant de destruction et de formation auquel sont soumis les éléments de la tumeur, comme ceux des tissus normaux, et sous une influence de nature inconnue, cette même incitation proliférative peut subir des modifications telles, qu'elle devienne désormais impuissante à conduire les éléments jeunes au dernier terme de leur développement. Dès lors, la tumeur a pris la forme embryonnaire; de bénigne elle est devenue maligne. C'est par un *processus* analogue, à la fois physiologique et pathologique, que les papillomes du gland et du col de l'utérus, les papillomes de la face, ou *noli tangere*, et les loupes du cuir chevelu se transforment parfois en de véritables épithéliomes.

Mais cette transformation n'est possible qu'entre une forme adulte et une forme embryonnaire du même type. Entre deux formes de types différents, elle est inadmissible : le fibrome, par exemple, ne se transformera pas en épithéliome ; et la meilleure preuve en est que des faits analogues ne se rencontrent pas en clinique.

Enfin, dans l'état actuel de la science, il est encore une production hétéromorphe, dont l'insuffisance de technique n'a pas permis de découvrir la nature. Les auteurs la rangent encore dans le groupe des tumeurs, sans doute parce qu'il serait difficile de lui assigner une place dans le cadre nosologique. Il en était de même, autrefois, de la tuberculose et du cancer, quand on les réunissait dans les diathèses. Mais, plusieurs raisons, qui sont exposées dans un article de M. Bard, sur *le Lyon-Médical* (1), portent à croire que le mélanome n'est pas une tumeur, telle que nous l'avons définie. D'autre part, le microscope

---

(1) Bard, *Lyon-Médical*, mars 1885.

laisse découvrir, sur une coupe de ce néoplasme, des granulations particulières, qui ne sont peut-être autre chose que le micro-organisme parasitaire pathogène. De sorte qu'on peut penser que les progrès de l'histologie pathologique, et les recherches auxquelles donneront lieu ces néoplasmes encore mal connus, permettront de reconnaître la véritable nature parasitaire de la mélanose.

En résumé, nous pensons, avec M. Bard, que : « toute tumeur est une masse de nouvelle formation « plus ou moins bien circonscrite, née sous l'influence « d'une anomalie spéciale du développement embryo- « génique des tissus, constituée par l'hyperplasie, « ordinairement durable, des éléments anatomiques « normaux qui évoluent d'ailleurs dans leur direc- « tion atavique primitive, mais s'arrêtent à des « étapes diverses de leur évolution physiologique. »

C'est sur ces données purement physiologiques, comme base, que M. Bard a édifié la classification suivante :

Il distingue d'abord trois grandes classes de tumeurs :

A. *Les tumeurs simples*, dont le tissu dérive d'un seul type cellulaire primitif : enchondrome, ostéôme, épithéliome.

B. *Les tumeurs complexes*, dont le tissu dérive de plusieurs types cellulaires distincts groupés systématiquement ; par exemple : la tumeur vasculaire, dans la composition de laquelle entrent le type cellulaire conjonctif, le type musculaire et le type endothélial.

C. Enfin *les tumeurs composées*, formées par le mélange plus ou moins discordant de tissus appartenant à des types différents.

A. — TUMEURS SIMPLES

I. — TUMEURS DU TYPE CONJONCTIF

a. — Formes embryonnaires.

Les Sarcomes . . . { Globo-cellulaire. / Muqueux. / Fasciculé. / Ostéosarcôme.

b. — Formes adultes :

1° Certains Myxômes { Simples. / Réticulés.

2° Lipômes.

3° Fibrômes . . . . { Fasciculés. / Lamellaires. / Molluscoïdes.

4° Enchondrômes . . { Hyalins. / A cellules ramifiées.

5° Ostéomes.

II. — TUMEUR DU TYPE EPITHÉLIAL DE REVÊTEMENT

A. Epithéliomes épidermiques.

a. Formes embryonnaires :

1° Epithéliomes cornés.
2° Epithéliomes sébacés.

b. — Formes adultes :

1° Papillomes.
2° Loupe et adénôme sébacé.
3° Forme mixte : Kyste dermoïde.

B. Epithéliomes muqueux.

a Formes embryonnaires.

1° Epithéliomes des muqueuses à type pavimenteux : vessie.
2° Epithéliomes des muqueuses à type cylindrique.
3° Quelques formes de kystes prolifères (dits à tort métatypiques).

b. — Formes adultes :

Adénômes des diverses muqueuses à forme polypeuse ou sessile.

III. — TUMEURS DU TYPE ÉPITHÉLIAL GLANDULAIRE.

a. — Formes embryonnaires :

1° Epithéliomes différenciés des divers organes.

b. — Formes adultes :

Adénômes différenciés des divers organes.

IV. — TUMEURS DU TYPE MUSCULAIRE.

a. Formes embryonnaires :
Myosarcomes confondus jusqu'à présent avec les sarcomes conjonctifs.

b. — Formes adultes :

1° Liomyomes (Fibres lisses).

2° Rhabdomyomes (Fibres striées).

V. — TUMEURS DU TYPE NERVEUX.

a. — Formes embryonnaires :

Les névro-sarcomes qui comprennent les diverses formes de gliomes des centres nerveux et de la rétine.

b. — Formes adultes :

1° Certains gliomes.

2° Névromes fasciculés et ganglionnaires.

VI. — TUMEURS DU TYPE LYMPHATIQUE.

a. — Formes embryonnaires :

Lymphosarcomes (comprenant les lymphadénomes actuels).

b. — Formes adultes :

Lymphomes purs.

B. — TUMEURS COMPLEXES

1° *Tumeurs du type vasculaire sanguin.*

a. — Formes embryonnaires :

1° Tumeurs érectiles capillaires.

2° Angiomes caverneux.

b. — Formes adultes :

1° Angiomes simples.

2° Anévrysmes cirsoïdes.

II *Tumeurs du type vasculaire lymphatique.* Lymphangiomes.

C. — TUMEURS COMPOSÉES

1° De deux tissus ; exemple : odontomes (dents implantées sur des plaques osseuses).

2° De tous les tissus : surtout chez les embryons ou les fœtus à terme.

Comme conclusion, on peut dire que la classification de M. Bard réalise un progrès incontestable dans la question des tumeurs ; ses avantages sur les autres classifications consistent en ce que :

1° Elle délimite bien nettement le cadre nosologique des néoplasmes. Elle en supprime certaines affections n'ayant aucun rapport de nature avec eux ;

2° Elle tient compte de la malignité et de la bénignité des tumeurs ; elle explique le pourquoi physiologique de l'une et de l'autre. Sa division physiologique est aussi une division clinique ;

3° Elle fait remonter l'origine de la tumeur à l'élément essentiel de l'organisme, la cellule ;

4° En face de chaque type cellulaire elle établit une espèce correspondante de tumeur ; elle supprime ainsi les descriptions communes à divers organes ;

5° Dans les tumeurs de chaque organe, pris en particulier, elle établit des degrés différents de malignité et de bénignité, selon le degré de développement, d'adultité des cellules, s'il était permis de s'exprimer ainsi.

Ce sont là, croyons-nous, des raisons suffisantes pour faire accepter cette classification dans le domaine de la clinique, qui en définitive juge en dernier ressort toutes les théories, en Médecine ; à elle seule, en effet, appartient le droit de les consacrer ou de les réfuter.

Lyon. — Impr. Bellon 33, rue de la République.

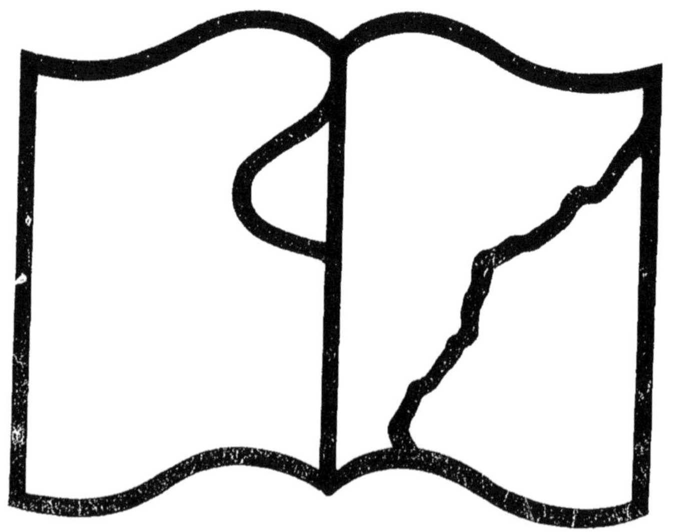

Texte détérioré — reliure défectueuse

NF Z 43-120-11

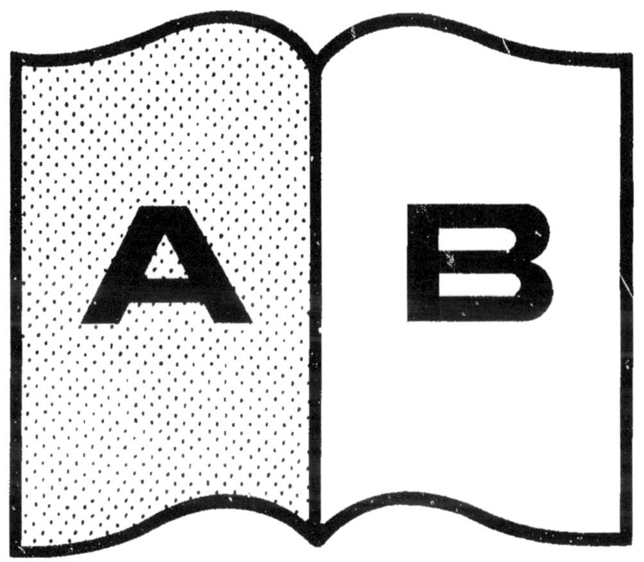

Contraste insuffisant

NF Z 43-120-14